ANATOMIE HOMOLOGIQUE

DU DOCTEUR **ADRIEN PELADAN FILS**

ANATOMIE HOMOLOGIQUE

LA

TRIPLE DUALITÉ DU CORPS HUMAIN

et la

POLARITÉ DES ORGANES SPLANCHNIQUES

avec une *PRÉFACE* de Joséphin *PELADAN.*

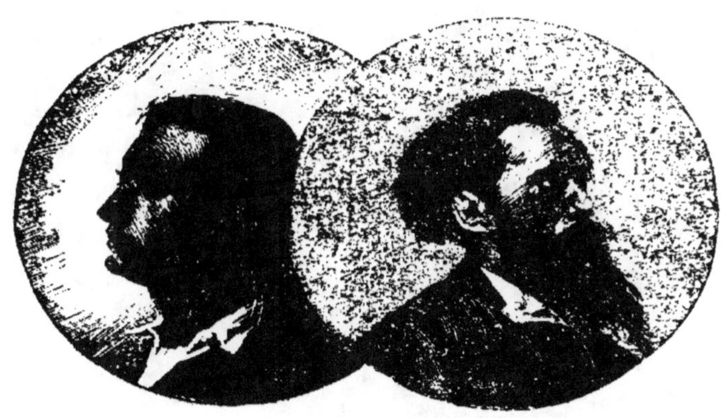

PARIS

LIBRAIRIE J.-B. BAILLIÈRE ET FILS, RUE HAUTEFEUILLE, 19

1886

Nîmes, imprimerie Clavel et Chastanier, rue Pradier, 12

INTRODUCTION.

—

Lassée, la Mémoire humaine ne prononce plus que d'une lèvre molle, les noms dignes de souvenir. Cinq siècles d'imprimerie l'ont plus exténuée que les cinq mille ans antérieurs.

Autrefois, le multiple effort d'une école ou d'un art léguait un seul nom à la postérité ; toute la tradition égypto-grecque est signée « Hermès » ; Phidias, signifiait la statuaire, et Hippocrate personnifiait la médecine. Le livre est venu, qui sauve de l'oubli tous les tâtonnements, toutes les recherches ; et tandis que le monde ancien s'éclairait à quelques grands fanaux, le monde moderne ressemble à un crépuscule fourmillant de lucioles. Aussi, l'enthousiasme du disciple pour le maître, et du frère pour le frère, est-il dès l'abord suspect à l'opinion. Cette suspicion devient de l'hostilité, si l'on revendique pour un savant, qui n'a pas donné sa mesure, ni rempli son mérite, une place dépassant l'œuvre réalisée ; si l'on veut montrer que ce découvreur de quelques îles s'était embarqué pour révéler tout un continent. Or, le docteur Adrien Peladan préparait, depuis vingt-cinq ans, une *Philosophie des sciences* ; il en avait patiemment réuni les matériaux, et dessiné le plan : il allait faire surgir de terre son monument ; mais la mort a mis son pied sur la première pierre, et je viens témoigner ici du dommage que ce trépas a causé à la civilisation latine.

J'ai posé, à la plupart des célébrités contemporaines, la question de Blanc de Saint-Bonnet à Thirion : « Monsieur, que pensez-vous de l'infini » ? et je ne connais personne qui réunisse au même degré que le docteur Peladan, les multiples facultés nécessaires à l'édification d'une synthèse.

Auguste Comte a fait un remarquable effort ; mais au sortir de la biologie, il a erré misérablement, car la synthèse ne saurait donner son total sans l'addition de toute l'antériorité ; or, le docteur Peladan était conscient de tout le passé métaphysique : dogmes et arcanes, mysticisme et magie, il les avait scrutés dans leur esotérisme ; il possédait à la fois la culture d'un mage, d'un rabbin, d'un brahmane en une complète connaissance de la tradition : je ne sais pas une seule direction de l'esprit où il n'ait marché ; et le fruit de ces excursions sur les terres les plus diverses, devait être un tour du monde intellectuel, un périple de la gnose. Puissé-je donner au lecteur ma conviction que le docteur Peladan était de cet ordre primordial qui laisse une trace lumineuse en passant par la condition mortelle.

Il naquit à Nimes, ville aux mœurs abruptes, explicable par son origine de colonie pelestchtine et par son peu de vie intellectuelle. Le premier tableau que peignit Sigalon, montre sous l'arc de la porte romaine, appelée Porte de France, la maison où notre savant reçut le jour.

Son père était alors dans l'enseignement secondaire, profession où il portait le sentiment élevé d'un sacerdoce, et qu'il devait poursuivre peu d'années, à cause de son désintéressement et des obstacles que ce noble abandon devait rencontrer dans un siècle métallisé. Peladan père était, d'ailleurs, taillé pour la polémique, carrière où il ne lui aurait fallu que moins de rigueur dans les principes et de rectitude dans l'opinion, pour atteindre une haute fortune. Sa gloire a été de justifier la devise des Machabées : *Etiamsi omnes, ego non.* Trop d'amour de la vérité lui ôta sa place au soleil à Paris. Il ne put que faire rougir les calculs égoïstes des doctrinaires, des légitimistes d'entre d'eux, à Nimes, à Lyon, à Lille, trois villes où le hardi champion lutta contre la ligue des égoïsmes, et mérita les surnoms de *Zouave du bon Dieu*, d'*Aristide des publicistes*.

Le jeune Peladan, en grandissant, fut témoin de la fermeté de conduite, de l'incorruptible ardeur

de son père à désavouer les impostures de la
politique, à flétrir les comédies soi-disant conser
vatrices, et ces compromis de la droite dont le
machiavélisme nous a conduits au désarroi natio-
nal où nous nous débattons, sans aucun espoir
qu'une imminente et terrible expiation finale,
pour arriver à un relèvement providentiel.

Nourri de ces exemples que soutenait un labeur
infatigable, le philomate naissant s'habitua à la
rigidité du vrai, du bien, du beau, triple et per-
sévérant enthousiasme de Peladan père. A dix
ans, le futur médecin annonça d'heureuses apti-
tudes, une mémoire prodigieuse. Il apprenait par
cœur les chefs-d'œuvre des grands classiques et
les disait avec l'assurance d'un homme fait. Pendant un séjour qu'il fit alors à Paris avec notre
famille, il vit les musées, lut beaucoup et jeta les
fondements d'une érudition non moins vaste que
prématurée. C'est à Lyon, de 1854 à 1870, en
étudiant, en observant, en retenant tout ce qu'il
lisait ou entendait, qu'il acheva de rassasier son
esprit de cette collectivité de connaissances dont
s'étonnaient tous ceux qui l'entendaient. Enfant,
la pureté de lignes de cette tête pensante provo-
quait de la part des passants des cris d'admiration. Devenu homme, Adrien Peladan fils, dans
un salon, ou dans une réunion lettrée, suspen-
dait une assistance à ses lèvres, et cela aussi longtemps qu'il parlait. Aucun de ceux qui ont connu
le docteur, ne me démentira.

Nous l'avons déjà dit, pour s'expliquer cette précocité d'une autre Pic de la Mirandole, unie à l'universalité d'une autre Léo Batista Alberti, il faut rappeler l'activité intellectuelle de Peladan père et l'assiduité de ce dernier dans ses labeurs. La généreuse tenacité de l'un était passée dans l'âme de l'autre, et tous deux semblaient lutter d'énergie et d'efforts. Depuis l'humanisme italien, on n'avait pas vu le tableau d'un enfièvrement littéraire semblable à celui de cette maison de la rue Sainte-Hélène, où paraissait la *France littéraire*, dirigée par Peladan père : là des poètes, des théologiens, des érudits discutaient tout le jour, en un Portique chrétien. Les sorties, les récréations du jeune Adrien étaient de longues stations chez les vingt bouquinistes du quai de l'Hôpital. Ce fut un beau moment pour Lyon : la gloire de Soulary se levait, le chevalier Peladan publiait ses *Assises provinçales*, ses *Brises et Aquilons,* Pie IX honorait de brefs sa *Semaine religieuse*, recueil d'une supériorité indéniable sur toutes les imitations qu'on en a faites, et le jeune Peladan était traité d'encyclopédie vivante, avec bien plus de raison que Rivarol qui n'a pu passer pour savant que dans un siècle superficiel. A quatorze ans, écrire des *coups de fouet scientifiques* indique, par le titre seul, une compétence prématurée et aussi une audace et un mépris de l'habileté qui expliquent l'insuccès de fortune de cette famille.

A seize ans, Adrien Peladan fils apprend le chinois, la langue la plus difficile du monde, à l'instigation du chevalier de Paravey, et dans l'espoir d'occuper la chaire de cette langue qu'on devait créer à Lyon. Laissez-moi vous éblouir de quelques membres épars de la prodigieuse érudition d'un mineur.

Il démontre que, sous le nom de pays de *Fou-Sang*, l'Amérique est *citée* dès le cinquième siècle de notre ère dans les grandes annales de la Chine, et que ce sont les Samanéens de l'Asie centrale qui lui ont porté le bouddhisme ; il découvre l'unique origine des chiffres et des lettres de tous les peuples, et que la première écriture qui exista avant le déluge était hiéroglyphique ; il disserte sur le nom antique de la Judée, *Ta-Tsin*. Poussant plus loin son effort, il jette une lumière imprévue sur les dix générations patriarcales d'avant le déluge, leurs quinze chefs d'après, et compare lumineusement les sphères et les constellations chez tous les peuples anciens.

Assyriologue, il commente les monuments ninivites et babyloniens ; il recherche le signe interrogatif chez tous les peuples et les noms primitifs de Dieu ; ici il traite du cycle des douze animaux et de la création androgyne, des zodiaques anciens ; là il écrit l'histoire symbolique de la hache, d'après l'*ascia* funéraire.

Ce savant de dix-huit ans en l'une et l'autre

antiquité, était consulté par des théologiens ; artiste aussi, ses croquis et ses paysages eussent fait croire à une vocation pour la peinture, s'il n'avait eu toutes les vocations, don terrible et fatal, car, pour étreindre, il faut se prendre à une seule chose, et le voilà mort, sans une œuvre qui donne sa mesure, parce qu'il n'a jamais voulu s'arrêter, dédaignant tout le possible et voulant arriver un jour, les sciences humaines épuisées, face à face avec les mystères de Dieu.

Il aimait Lyon, et lui a donné un gage de sa prédilection, le Guide le plus étonnant que possède ville du monde. Nulle part, on ne voit les étymologies élucidées par tant de philologie et de sagacité, une épigraphie à la Almer, et surtout une réforme archéologique de la classification romane, trouvée sur la trace de M. de Saint-Andéol, et qui à elle seule est une gloire.

Reconnaissant, de Lyon à la mer et des Cévennes aux Alpes, beaucoup d'églises appartenant à chacun des siècles écoulés, du ive au xiie, ainsi que des temples païens changés en églises au ive, et des basiliques romaines consacrées à Dieu au ve, il a démontré que, dès la première moitié du viiie, les Goths créèrent une belle architecture avec voûtes en berceau, pilastres et contreforts. Portée à son apogée sous Charlemagne, au xie, elle fut transportée dans le Nord. L'importance de cette découverte est on ne peut plus grande pour l'étude des monuments sacrés. « Le midi de la

France, de Lyon à la Méditerranée, eut une architecture *romaine pure* jusqu'à la fin du IVe ; *romaine dégénérée* jusqu'au VIIIe ; *gothique pure* jusqu'à la fin du Xe ; *franco-gothique* jusqu'à la fin du XIIe. » Et ne croyez pas que l'archéologue se soit borné à expliquer les médaillons de l'abside d'Aiñay, au moyen des hiéroglyphes de la Chine. Il était naturaliste : dans ce même Guide, il oppose, en minéralogie, la classification physique à la classification chimique ; il réduit à néant l'idée du doyen de la Faculté des sciences de Lyon qui classait la zoologie d'après le système nerveux ; il prend parti pour la classification naturelle de Ducrotay de Blainville, qui a trouvé la série animale et y a reconnu dans son ensemble le plan d'une intelligence créatrice ; enfin Peladan fils jette dans une note la série végétale et ses grandes divisions :

« Ces 4,230 plantes ne forment certainement pas autant d'espèces. Il faut savoir que les botanistes ne savent généralement pas définir ce que c'est qu'une espèce. Cette indécision leur fait créer des espèces selon leur bon plaisir, erreur dans laquelle ils ne tomberaient pas, s'ils étudiaient les règles posées par Ducrotay de Blainville, qui a démontré que l'on ne pouvait établir une espèce sur la couleur, ni sur le nombre des parties, ni sur la taille, ni sur la proportion des parties. Appliquez ces quatre règles et vous aurez des centaines d'espèces prétendues à effacer des ouvrages de botanique et de zoologie. — Le XIXe siècle a fait des sciences de honteuses étables d'Augias ; il faudra un Hercule pour les nettoyer et les débarrasser définitivement des idées relatives aux métamorphoses animales (1) et végétales, à l'homœopathie, à la phrénologie, aux mensonges géologiques, aux absurdités astronomiques, au charlatanisme de Raspail, etc.

» La division des plantes en *vasculaires* et en *cellulaires* est fausse, de même que toutes les classifications anatomiques, soit du règne animal, soit du règne végétal. C'est pitié de voir, au jardin botanique, les *fougères* commencer l'embranchement des plantes données comme *cellulaires*. — Nous avons trouvé les grandes divisions de la *série végétale*, et nous comptons en publier le *prodrome*. Nous en exposerons ici quelques points, en rappelant que nous avons cherché à lire dans la création la *série végétale* et non à l'inventer : nous voyons trois sous-règnes dans le règne végétal : 1° les *végétaux axoappendiculaires* (Pelad.) (2), qui ont un axe et des appendices, tels que les appendices foliaires, floraux, etc. ; 2° les *végétaux axifères* (Pel.) qui ont un axe, mais n'ont point d'appendices, comme les champignons (3) ; 3° les *végé-*

(1) N'a-t-on pas dit que le crâne n'était qu'une vertèbre développée !!!

(2) Nous avons marqué de cette abréviation de notre nom (Pelad.) les noms que nous avons créés, et de cette abréviation (Pel.) les noms déjà employés par les auteurs, mais dont nous avons changé l'application. Les noms sans indication sont ceux des divisions que nous adoptons à peu près sans les modifier.

(3) Selon nous les champignons doivent être divisés : il faut placer, par exemple, la morille dans les *axifères* et la truffe dans les *hétéromorphes*.

taux hétéromorphes (Pel.), dont la forme est irrégu-
lière et même indifférente à certains égards, comme
les *conferves*, ces filaments verts que tout le monde
a vus sur les eaux stagnantes. Nous voyons cinq types
principaux d'organisation : 1° les *exogènes* (Pel.), qui
s'accroissent par des couches concentriques ; 2° les
endogènes, dont l'accroissement se fait par le centre
de la tige ; 3° les *acrogènes*, dont la tige croit par
l'extrémité seulement ; 4° les *axifères* (Pel.) ; 5° les *hétéromorphes* (Pel.). — Dans les *exogènes* nous voyons
trois sous-types : 1° les *e. monoclines* (Pel. ; 2° les
e. diclines (Pel.) ; 3° les *e. gymnospermes.* — Dans les
e. monoclines nous voyons deux classes : 1° les *dipé-
rianthés*, 2° les *monopérianthés.* — Dans les *dipérian-
thés*, nous voyons deux sous-classes : 1° les *monopétales*, 2° les *polypétales.* — Dans les *monopétales* nous
voyons deux degrés d'organisation ou deux ordres :
1° les *monocaliciflores* (Pel.) (1), 2° les *corolliflores.*
— Dans les *polypétales*, nous voyons deux autres
degrés ou ordres : 1° les *polycaliciflores* (Pelad.) et
les *thalamiflores.* — Dans les *endogènes*, nous voyons
deux sous-types : 1° les *e. monoclines* (Pel.), 2° les *e.
diclines* (Pel.). — Dans les *e. monoclines*, nous voyons
trois classes : 1° les *périanthées* (Pel.), qui ont un
périanthe (comme le lis) ; 2° les *subpérianthées* (Pelad.), qui ont un périanthe très imparfait (comme les
padanés, les aroïdes ; 3° les *squamiflores*, dont les organes périanthaires sont glumacés (comme les gra-
minées). — Dans les *acrogènes*, nous voyons plu-

---

(1) Nous disons *monocaliciflores* et *polycaliciflores*, pour marquer que le premier nom désigne les *monopétales caliciflores*
et le second les *polypétales caliciflores.*

sieurs sous-types : 1° les *axocarpes* (Pelad.), qui ont des fructifications axillaires (comme les characées) ; 2° les *mascalocarpes* (Pelad.), qui ont les capsules insérées à l'aisselle des feuilles (comme les mousses) ; 3° les *acorcarpes* (Pelad.), dont les fructifications sont terminales (comme les esquisétacées) ; 4° les *rhizospermées*, à fructifications radicales (comme les marsiléacées) ; 4° les *phyllocarpes* (Pelad.), dont les fructifications sont disposées sur la surface intérieure des feuilles (fougères), etc. Nous arrêtons ici l'exposé de notre classification, dont nous nous occupons depuis quatre ans, et dont nous comptons publier le *prodrome*. — La méthode naturelle était, selon Linné, le but où devait tendre la science : *ultimus finis botanicæ*, et ce savant l'appelait le premier et le dernier terme où les botanistes devaient tendre : *primum et ultimum botanicis desideratum*, dit-il. Le terme que désirait Linné, nous croyons l'avoir en partie atteint. — En publiant notre prodrome de la *série végétale*, dont l'aperçu paraît ici pour la première fois, nous exposerons les raisons et les règles qui justifient notre classification. »

A la même époque il écrivit un roman dont le manuscrit est perdu : l'*Amour et la Vie*, qui réalisait l'introduction de la physiologie dans l'étude passionnelle. En voici la préface :

« Chaque fois qu'il est profondément senti, l'amour compte toujours pour un grand événement dans la vie, et cela pour plusieurs raisons. Sous le rapport moral, il donne l'occasion de reconnaître jusqu'à quel

point le cœur se joint à l'instinct ; au point de vue intellectuel, il montre comment se comporte notre
intelligence et notre volonté quand le corps est attiré
vers le plaisir, et quels effets en ressentent les facultés
de l'âme ; sous le rapport physique enfin, il permet
de déterminer l'influence physiologique et pathologique des diverses phases-de la passion sur le corps
et sur la santé.

» A ces considérations, qui se rapportent toutes à
l'individu, viennent se joindre celles qui touchent à
la solidarité de l'existence des personnes qui se sont
liées par l'affection. Quand deux êtres s'aiment, quels
qu'ils soient l'un et l'autre, il s'établit entre eux un
lien mystérieux. Il suffit pour cela qu'une sympathie
étroite et profonde les unisse par l'esprit ; il n'est
nullement nécessaire qu'ils s'unissent par le corps.
Cette fusion des deux vies, qui semblent alors tendre
à l'unité, laisse toujours des traces profondes. Même
quand la satiété du plaisir ou le dégoût de l'uniformité font rejeter l'amour ; même quand on espère ne
plus revenir au rêve dont on s'est lassé ; même quand
toutes les blessures du cœur semblent fermées et
qu'on se croit assez de forces pour défier le pouvoir
de la beauté et maîtriser la chair ; il ne faut qu'une
entrevue fortuite, qu'une nouvelle inattendue, qu'une
idée venue spontanément, que la rencontre d'un souvenir imprévu, pour qu'on sente que ce n'est pas vai-
nement qu'on a donné son cœur, qu'on s'est identifié
à un autre être et qu'on a voulu se fusionner avec
lui. Oui, l'amour laisse toujours subsister entre le
corps et l'âme de ceux qu'il a enchaînés une attraction
latente que la jalousie, le remords, le dépit, la ven-

geance ou tout autre sentiment peuvent faire manifester incessamment.

» Je n'ai pu sans frémir éprouver la passion, car
je n'ai pas cessé d'en étudier les effets sur moi-même
tout le temps que je l'ai ressentie. Même dans les
moments où elle m'a le plus dominé, je l'ai constamment observée sous tous les rapports, et j'ai reconnu
qu'elle blesse toujours celui qui en est le sujet, à
cause des modifications excessives qu'elle fait subir
au corps et qui peuvent être si violentes, qu'elles
détériorent tout l'organisme humain et altèrent ainsi
profondément la santé.

» S. Augustin, Jérôme Cardan et Jean-Jacques
Rousseau ont écrit leur propre histoire. Je vais
essayer, à leur exemple, de raconter avec sincérité ma
propre vie, mais seulement dans ses rapports avec
l'amour. J'ai à transcrire les impressions d'une maladie qui a eu la plus grande influence sur mon être. Si
je me sers de ce terme de maladie, c'est parce que je
considère la passion que j'ai ressentie comme déri-
vant d'un état d'altération de l'âme et du corps.

» En racontant cette *Vita nuova*, je mets dans mon
récit divers éléments qui entrent pour la première
fois dans un livre de ce genre, du moins de la façon
dont je les y emploie ; tels sont l'anatomie, la physiologie, la pathologie, l'astrologie, la chirognomonie,
la physiognomonie, la démonologie et la haute
science magique de l'âme universelle.

» Le devoir parfois même la mission d'un écrivain
sont d'analyser sincèrement ce qu'il éprouve dans
les graves circonstances de la vie, car le but d'un tel
travail est éminemment utile et profitable à ses sem-

blables, qui y puisent l'expérience nécessaire pour traverser sans événements funestes les mêmes situations. Si je n'étais pas persuadé de ces idées, je n'écrirais jamais ce livre ; il faut en effet une conviction profonde de la valeur de ses idées, pour décrire ce qu'on a éprouvé dans une série d'émotions et de sensations auxquelles les esprits vulgaires ne trouveront d'autres caractères que d'être insensées, vulgairement maladives et parfois obscènes.

» *Alea jacta est*. Mon parti est pris. J'écrirai l'*Amour et la Vie*. J'ai observé, j'ai recueilli des faits, je les ai analysés et comparés ; j'ai reconnu que je pouvais dire des choses nouvelles et mieux exposer celles qui ont déjà été dites ; j'ai senti, enfin, que mon livre serait utile. Le voilà donc ! »

La fièvre typhoïde, une péritonite frappèrent le jeune savant ; son faible organisme, surmené, fléchit sous l'effort d'une culture excessive, et il sembla près d'expier par la mort son amour de savoir.

La Faculté de Lyon avait condamné le docteur Peladan, lui se gracia ; on vit ce mourant disséquer à l'amphithéâtre, suivre les cours, apprendre la médecine, et se sauver enfin. Alors, la loi des semblables et le magnétisme lui apparurent, et Hahnemann et Mesmer, ces phares de la science moderne, lui éclairèrent une double voie de découvertes où il a marché avec une audace et un génie dont je puis seul témoigner, puisqu'il a quitté la vie au moment même où il allait tirer, des deux mètres cubes de ses notes, une *Philosophie des sciences*, rapprochant les *a priori* antiques et les expériences modernes en un choc héroïque d'où eût jailli une gerbe rayonnante d'innombrables étincelles de vérité.

On se figure d'ordinaire le savant, absorbé, insociable, oublieux de toute élégance, dépaysé hors de ses livres et d'un désagréable commerce ; le docteur Peladan avait la grâce ; un merveilleux portrait nous a conservé la beauté androgyne et maladive de son adolescence : entre une découverte et une convalescence, on a pu le voir passer au Parc de la Tête-d'Or, frêle et poétique cavalier. Car, il eut tous les dons : don des langues, don de subtilité, don de mémoire ; il ne lui manqua que la santé et cette seule absence stérilisera tout.

Il était déjà le causeur aux mille traits, aux profondeurs incessantes et nouvelles que plusieurs ont connu ; et les quelques salons lyonnais où il parut, cédant aux instances de sa mère, qui voulait des distractions et de la relâche, ont gardé le souvenir un peu effrayé de ce jeune homme, au front splendide, qui, sur l'enveloppe, portraicturait l'épistolier, découvrait, aux traits du visage, les signatures astrales, et qui lisait les mains et les crânes couramment comme des livres. Toutes ces divinations psychologiques qui, à moitié divulguées font de nos jours la part de merveilleux que peuvent s'assimiler ces niais qu'on appelle gens du monde, il les avait portés à un degré de voyance incroyable : celui de mes personnages qui a le plus frappé par son étrangeté, Mérodach, n'est qu'un portrait du docteur Peladan, à un moment de sa vie et par une facette de son caractère.

La citation des dernières pages de sa *Monographie de la spermatorrhée* donnera une idée à la fois de son érudition et de son style :

« Les kabbalistes hébreux disent que les pollutions nocturnes sont procurées par un démon nommé Lilith, c'est-à-dire *sirène, spectre, fantôme, oiseau de nuit*, de *laïl* qui signifie *nuit*. Chaque soir, à complies, l'Église chante : *Procul recedant somnia, et noctium phantasmata, hostemque nostrum comprime, ne polluantur corpora* (1).

» Newton mourut vierge. Le fameux Pitt et le philosophe Kant n'avaient jamais eu de fréquentation avec les femmes. Beethoven n'eut jamais ni femme ni maîtresse : la continence explique seule l'incomparable caractère de sa musique, comme elle peut seule

(1) Le sperme, mystérieux agent que Lecat et le comte de Tressan regardent comme identique avec le fluide nerveux, qui n'est lui-même qu'une modification de l'électricité, cette *âme du monde*. Ocken (de Zurich) n'a pas craint de dire : Le fluide séminal n'est autre chose que le nerf-fluide, agissant sur les organes femelles, comme le cerveau agit sur le corps humain *(Gazette médicale*, de Paris, n° du 26 septembre 1840). Voyez l'ouvrage posthume de Tressan sur l'*électricité*, considérée comme *agent universel ;* le beau mémoire de Lecat sur le *Fluide des nerfs ;* l'*Électricité du corps humain* de Bertholon, etc., etc.

faire comprendre le génie de Michel-Ange lui-même, le savoir immense de Léonard de Vinci... Concluons que les femmes sont des courbes dont les sages sont les asymptotes : ils en approchent toujours sans les toucher jamais (1).

» La nature de l'homme appelle davantage le célibat que la paternité ; tout être tend à sa perfection. Or la virginité manifeste le triomphe suprême des fonctions les plus élevées. Elle est donc plus en harmonie avec la perfection de notre être que l'état de défloraison, qui garde toujours le triste caractère d'une *perte irréparable*.

» Le pôle cérébral et le pôle génital ne sont point synergiques ; ils sont sympathiques dans leurs déve-

(1) Le plus grand nombre de médecins croit que le sperme est résorbé par l'organisme, au grand profit de la santé et surtout de la vigueur intellectuelle. Haller, dans son *Traité de physiologie*, soutient avec chaleur qu'il se fait continuellement une sécrétion du sperme, comme de toutes les humeurs en général. Il prouve que l'odeur qu'exhalent plusieurs animaux pendant le temps du rut, celle qu'on reconnaît chez le jeune homme arrivé à l'époque de la puberté, celle qu'il a observée chez ceux qui gardent pendant longtemps une continence forcée, sont produites par une quantité de sperme qui a été portée dans le torrent de la circulation et dont tous les organes se trouvent plus ou moins imprégnés. Il soutient, comme la plus grande preuve de son assertion, que les eunuques et les animaux châtrés n'ont plus cet odeur : il pense que c'est le sperme qui donne, après l'accouplement, à la chair et au lait des femelles, ce goût désagréable qu'on leur reconnaît : que c'est cet *esprit fétide vital*, comme il le désigne, ou l'*aura seminalis* qui s'exhale du sperme, qui détermine tous les changements qu'on observe dans l'homme à l'époque de la puberté : « *Vitale virus maxime ad sanitatem et robur animæ et corporis confert.* »

loppements et leurs maladies, mais ils sont essentiel-
lement *antagonistes* dans leur vigueur et leur activité
fonctionnelle. Il faut choisir entre la prédominance
de l'un ou de l'autre pôle, et se déterminer pour la
continence, si l'on veut atteindre le génie. Perdre
le sperme, c'est perdre la vigueur intellectuelle, et
en ce sens, Alcméon avait raison d'appeler le fluide
séminal une goutte du cerveau, *stilla cerebri* (1).
Les hommes adonnés aux créations intellectuelles
affaiblissent par cela même leur force générative ;
mais à moins qu'il n'y ait violation des lois de l'hygiène, une vie consacrée tout entière à la conception intellectuelle, à la gestation des idées, à la production d'œuvres patiemment élaborées, est en harmonie avec la nature du sexe mâle, puisque son
cerveau est chargé de fluide féminin. La femme, au
contraire, doit être inspiratrice comme les muses
chéries des poètes, sans envier le talent de la production littéraire. Pour elle, une vie consacrée au travail cérébral est en opposition avec sa destination.
C'est par l'utérus seul qu'elle doit créer. Son cerveau,
chargé de fluide mâle, doit féconder celui de l'homme,
qui mûrit les idées de la femme et les promulgue.
Toute pensée sociale vient par la femme : l'homme

(1) Voyez les grandioses conceptions de Meckel sur l'analogie de forme du système nerveux et du système générateur.
Platon regardait le sperme comme une émanation de la moelle
épinière. La perte du sperme arrête, pour les membres inférieurs, la propagation de *l'influx sensitif et moteur*. Voyez le
D* F. Devay : *Mémoire sur l'impotence des membres inférieurs,
à la suite des excès vénériens*, etc., dans les *Mémoires de la
Société médicale d'émulation de Lyon*. Voyez aussi la dernière
édition de l'*Hygiène des familles*, par le même.

ne fait que la développer et l'appliquer. Pour en connaître l'exemple le plus frappant, il faut se rappeler que c'est toujours par les femmes que se propagent les hérésies. Sous la projection de la pensée de la femme, le cerveau *féminin* de l'homme se met à *concevoir*.... Remarquez l'analogie reconnue par toutes les langues entre la pensée et la génération. La grande fécondité de l'esprit, chez les femmes, produit presque toujours la stérilité corporelle, ou du moins diverses maladies des organes génitaux (1).

» Les anciens Grecs eurent l'art exquis de voiler les plus savantes observations sous d'ingénieuses allégories. Ils faisaient dériver le nom des *héros* du mot ἵρος, amour, désignant ainsi la source *physique* de l'*héroïsme*. L'énergie générative et cérébrale jaillit du même fonds de vie. Le sperme est la sève qui fait tout fleurir en nous. Malheur au fort qui se laisse séduire par la volupté ! Hercule a filé, disent les anciens, aux pieds d'Omphale : admirable conception qui peint l'abaissement de la force sous la ceinture même des amours (ὀμφαλος, l'ombilic, mis pour le ctéis). Minerve, la déesse du génie, était vierge ; son nom Α'θηνη (*quasi* Α'θηλη) signifie non efféminée, ou, selon l'énergie des termes *sans mamelles* (2).

(1) Mich. ALBERTI. *De Infecunditate corporis ob fecunditatem animi in feminis*, resp. C. Gottfr. Richter, Hall., 1743.

(2) **Dans** certaines langues orientales, notamment en hébreu, le même mot signifie *mamelle* et *amour*. Pour exprimer qu'une femme donne son amour, la poésie hébraïque et les plus anciens papyrus égyptiens disent qu'elle *livre ses mamelles*. (Voy. le *Cantique des Cantiques*, et le *Voyage d'un égyptien*, traduit par F. Chabas.) Cette locution est même appliquée à l'homme

Aussi l'immortelle égide, couverte de la tête de Méduse, défendait son cœur contre les traits de l'Amour. La splendeur de la beauté n'existe que dans la virginité. La maternité n'est vraiment belle que si l'enfant repose sur un sein virginal ; aussi les anciens étaient-ils passionnés pour la vierge-mère Isis, dont les peintres reproduisaient si souvent l'image, qu'ils étaient

par l'*épouse* de l'épithalame de Salamon (Cap. i, v. i). Dans les Proverbes (C. v, v. 19), le Sage, recommandant de s'attacher à sa femme, s'exprime en ces termes : « Que ses mamelles vous enivrent en tout temps ; délectez-vous toujours dans son amour. » Dans ces versets, *ubera* peut être tourné par *amores*. Le mot hébreu *dad* signifie primairement *mamelle* et par extension *amour*. La raison de ce double sens est que la *mamelle* couvre le *cœur*, siège de l'*amour*. C'est pour des raisons analogues que la plupart des peuples européens, depuis l'antiquité, disent le *cœur* pour *l'amour* ; que les Hébreux disaient les *reins* pour la concupiscence ; qu'Horace et Anacréon disent le *foie* dans ce dernier sens. Je ne doute pas que l'arabe *nika*, coït, ne vienne de l'hébreu *nik, henik*, donner la mamelle, quoique cette filiation n'ait pas encore été signalée. Ces étymologies pourraient provoquer des remarques bien fines. Les casuistes considèrent toujours comme une faute grave que la femme montre *ubera nempè denudata*. En principe, c'est un péché mortel, quoiqu'on ne semble pas le soupçonner dans les bals de notre époque. Pourquoi cette défense si particulière ? C'est toujours en tentant avec des pommes que les filles d'Eve font succomber l'homme. *Rodericus à Castro* veut que l'homme prépare le *congressus* de manière à ce que la femme reçoive la flamme, et il note ce point : *mammas contrectando* (Lib. iii, **D. Natur. mulier.**, c. v). La race juive est la plus ardente de toutes. Rien n'est plus érotique que les médecins juifs, tel que le susnommé, mais ils viennent toutefois après les rabbins, qu'aucun détail obscène ne peut arrêter, bien au contraire. Un peu d'érudition ne gâte rien : qu'on me pardonne donc cette digression !

nourris par cette déesse, suivant l'expression de Juvénal, qui cite ce fait comme une chose connue de tous :

Pictores quis nescit ab Iside pasci ?

Dans l'Olympe idéal créé par le génie des sculpteurs grecs, toutes les déesses présentent des formes virginales. Si l'imagination les trouve belles, le cœur aime à les laisser pures. Certaines statues antiques apaisent les sens. On se dit que cette sérénité plastique serait détruite par l'hymen, que cette verdeur inaltérée se fanerait sous les lèvres de l'amour, et l'on admire ces glorieux artistes, qui ne permettaient au marbre de montrer la beauté de Vénus, qu'en la présentant telle que les dieux l'admirèrent, après sa sortie de l'écume des flots marins, alors que ses seins délicats, au mamelon à peine dessiné, n'avaient pas encore enivré le Désir (*Cupido*). N'avais-je pas raison de dire : La beauté, c'est la virginité ?

Le sperme est un nouvel ἔνορμον, *impetum faciens*. Ce *vitale virus* (θορή) de l'homme est sans contredit l'agent le plus capable de donner à l'intelligence toute la vigueur dont elle est susceptible. Rien n'est aussi puissant que la résorption du fluide séminal pour porter la force intellectuelle à son plus sublime état. Les neuf Muses étaient vierges, car toute génération intellectuelle exige la continence corporelle.

Si vous voulez faire de grandes choses, vivez surtout dans la continence et chasteté la plus absolue. La virginité réelle développe au plus haut degré les puissances de l'âme, et donne à ceux qui s'y vouent des facultés inconnues au reste des humains. L'amour a fait faire quelques morceaux chaleureux, mais il n'inspirera jamais le grandiose : le délire n'est pas la force.... N'objectez pas qu'on a vu les plus grands génies ne s'interdire ni la passion, ni même le plaisir ; n'allez pas me citer des noms illustres.... Ce serait ne pas comprendre la question que de douter encore, et je me bornerais à vous dire : Ils auraient fait bien autre chose sans les femmes ! »

Dans une donnée bien différente, la péroraison de la *France à Rome*, introduction à l'*Album de la poésie catholique*, mérite d'être citée :

« Pourquoi les catholiques auraient-ils peur, si la révolution venait à se ruer sur la chaire de Saint-Pierre ? Un pape ne perd jamais la conscience de la suprématie de son siège, de la divinité de son origine, de l'infaillibilité de sa parole, de son droit de légitimité par excellence. Il est partout le Vicaire de Jésus-Christ et le roi de Rome, comme Dieu est Dieu partout, dans une crèche ou dans un temple, sur un autel d'or ou d'argile, dans un cachot ou dans la gloire. Sa grandeur croît en raison de son abaissement ; jamais le malheur ne lui arrachera la plus petite concession. Dans l'infortune, son nom, c'est son diadème. Son aspect seul dit : « Tuez-moi, vous ne tuerez pas les siècles écrits sur mon front ! » Qu'importerait au souverain pontife que Rome même fût saccagée et qu'on martelât ses armes au Vatican ? Ses armes ne sont-elles pas gravées partout ; le globe n'en est-il pas pavoisé ? Les arrachera-t-on de toutes les églises de la terre ? Enverra-t-on des commissaires les gratter dans tous les coins de l'univers, les détruire dans tous les pèlerinages du monde chrétien ? Les effacera-t-on dans toute l'Europe, en Afrique, en Asie, dans les deux Amériques, en Océanie, sur les murs, les palais, les œuvres d'art, les monnaies, les chartes et les livres ? Pourra-t-on anéantir tous les monuments, brûler toutes les bibliothèques, incendier toutes les archives, faire oublier l'histoire entière ? Détruira-t-on jusqu'au dernier exemplaire de la Bible, qui, même entre les mains des protestants, va raconter dans toutes les langues écrites la primauté et l'infaillibilité de saint Pierre ? Enfin la révolution pourra-t-elle monter au ciel antarctique, pour lui arracher sa plus remarquable constellation, la *Croix du Sud*, qu'on ne peut voir, au moment de son inversion complète, lorsque son sommet touche presque les flots, sans se rappeler que saint Pierre obtint d'être crucifié la tête en bas ?

» Qu'importe à l'Eglise d'avoir des ennemis ! Elle se sert d'eux contre eux-mêmes, ainsi que les navigateurs se servent du vent pour marcher contre le vent. Chaque fois que la Papauté se prépare à un triomphe, toutes les influences concourent à le préparer, celles même au détriment de qui s'accomplit le mouvement.

» Bientôt nous verrons l'Église romaine, qu'affaisse le lourd manteau de l'oppression, lever la tête pour marcher vers un nouveau Thabor. On la verra, comme un navire abrité de la tempête, qu'une brise forte et régulière avertit enfin du retour de la sérénité, dérouler vivement ses voiles depuis trop longtemps ployées, arborer ses splendides étendards, et saluer de fanfares magnifiques les mains bénies du Grand Monarque et du Pontife saint, qui la rendront à l'espace, au mouvement, à la gloire, à la liberté. »

Le temps marchait cependant, et les tristes événements de 1870 furent pour le docteur Peladan l'occasion de nouvelles et rudes épreuves. Les fautes du second empire nous avaient valu l'invasion allemande. **M.** de Bismarck nous avait, selon son expression, étouffé sous le nombre. Or, l'Assemblée nationale, aussi peu sage que l'Empire, et aussi peu patriote, convertit la France en caserne, et recruta la jeunesse française avec une démence qui rappelle les bouchers de Napoléon premier, torturant les mères pour leur faire avouer le lieu où leurs fils premiers-nés se cachaient. A cet effet, le docteur Peladan, libéré à la fois pour faiblesse de constitution et pour myopie, fut recherché ; cet homme, qui aurait pu soutenir neuf mille propositions *de omni re scibili*, fut requis ; les sergents l'insultèrent en des termes que je ne pourrais pas même hasarder dans mes romans ; comme il portait une belle chevelure, son commandant le traita de pouilleux ; on lui rasa la tête comme à un esclave et comme à un forçat, on le fit manœuvrer sous la pluie et et les intempéries. O papes, qui avez poussé le respect du génie jusqu'à ne pas soumettre à la loi commune Cellini criminel, qu'eussiez-vous dit en voyant entrer dans votre ville d'Avignon, cet omniscient sous la capote de mobile, sa longue

barbe noire éclaboussée de boue, écrasé par son
sac, d'une main retenant ses lunettes aux branches brisées, de l'autre se servant de son fusil
comme d'un bâton !

« On mobilise donc les mourants » s'écriaient
les femmes du peuple.

L'homme intellectuel, happé par l'autorité mi-
litaire, est un condamné à mort ; en effet, il peut
songer à ses volontés dernières et recommander
son âme à Dieu. Pascal n'a jamais pu comprendre l'obéissance passive, et un pays de trente-six
millions d'hommes en montre le spectacle. Pour
n'être pas écrasé, le faible obéit à l'instinct de la
conservation ; mais l'homme qui pense, ne peut
pas, le voulût-il, cesser de penser, conscient de
son âme immortelle ; il ne permettra pas d'atten-
ter à son libre arbitre et déchoir en acceptant
une discipline où on condamne sans juger. Le
soldat n'a plus de religion. Quand le général
Billot amena ses régiments contre les quarante
prémontrés de Saint-Michel, tous ces soldats ont
eu à choisir mentalement entre le feu de l'enfer
et le feu de peloton. Ai-je besoin de dire que le
docteur Peladan serait mort, et que je mourrais
moi-même plutôt que de participer à un sacrilège.
Le *perinde ac cadaver* qu'on a reproché à la Com-
pagnie de Jésus, qui promet le ciel en échange,
toutes les compagnies d'un régiment l'exigent
sans rien donner ni promettre. Je proclame que
c'est payer trop cher le titre de citoyen que de

l'acheter au prix de l'esclavage, et même l'esclave peut espérer de plaire à son négrier ; mais l'homme intellectuel n'a que deux perspectives militaires : l'abrutissement s'il se soumet, et la mort contre un mur s'il se révolte.

Enfin, quand le docteur Peladan fut près d'expirer ; on le lâcha. Trois mois de caserne l'avaient mis plus près de sa fin que la spermatorrhée, la fièvre typhoïde et la péritonite réunies ; avant que le recrutement ne l'écrasât sous sa botte, il pouvait faire son œuvre et donner à l'humanité le fruit de son labeur ; mais quand le recrutement prend un penseur, il ne rend qu'un être amoindri, usé ; ainsi toute cette fortune de science, patrimoine de la terre, était coulée bas par un pays désorganisé, qui prend sur la brute le niveau de son égalité.

Entre temps, il donnait des morceaux littéraires d'un style poétique dont témoignent les pages suivantes, sur une nouvelle Eugénie de Guérin, Antoinette de Beaucaire.

« A quel talent mûri dans la douleur devrons-nous un jour la plus touchante des élégies, la peinture des tourments subis en silence par les martyrs inconnus ! Les femmes en composent la plus grande partie. La vie est si douloureuse à traîner pour la plupart d'entre elles, qu'elles gagnent à s'en échapper le plus tôt possible. Les afflictions célèbres s'attirent toujours quelque ardente sympathie, et ont en perspective les regrets de la postérité. On a compté les larmes qu'ont

répandues les yeux des rois ; mais qui pourrait compter celles que versent les souffrances ignorées ?

» Il est des êtres privilégiés pour la douleur, dont
la nature nerveuse, répondant sans cesse à la signification intime des choses, souffre horriblement de la
moindre dissonance. S'ils s'égarent dans les sentiers
de la terre, s'ils ne trouvent pas leur voie, qui n'est
autre que la mysticité, ces esprits malades jettent des
accents perdus et se passionnent sans espoir : efforts
accablants dans lesquels la vie s'échappe comme par
l'hémorrhagie d'une blessure inaperçue. Ce serait
une noble tâche que de se consacrer à écrire pour
les peines que l'on ne plaint pas, pour ces existences
déclassées qu'une société matérialiste laisse broyer
entre les terribles engrenages des machines sociales.

» O poètes, vous vous consolez de cette terre en
créant un paradis imaginaire où votre esprit habite
et convie à le suivre les amis de l'idéal ; mais ne se-
rait-il pas plus touchant et plus beau d'écrire pour
adoucir l'existence des pauvres cœurs voués à un
avenir sans consolation, êtres égarés par le manque
de direction première, et qui, s'étant faits citoyens
d'un monde à part, sont venus trop tôt ou trop tard
pour habiter le nôtre ?

» Aux heures de mélancolie rêveuse, ne reportez-
vous jamais votre pensée aux fleurs cueillies avant
leur développement ? Le mystère des existences brisées ne vous attache-t-il point ? Ne sentez-vous pas
une vive compassion pour les flambeaux étouffés,
pour les génies qui n'ont pas trouvé d'issue, pour
tout ce qui a appelé sans trouver de réponse, pour
tout ce qui a brillé sans être aperçu, pour tout ce qui

a souffert sans être plaint, pour ceux dont les flèches n'ont pas atteint le but ou qui sont morts sans vider leur carquois, enfin pour tous ceux qui ont succombé sans presser une main amie et sans pouvoir manifester le mot qu'ils avaient à dire ? Est-il une consolation humaine pour ces plantes délicates, dont les racines tendres s'épuisent à se cramponner en vain à de durs rochers, dont les premières frondaisons sont refoulées par des mains égoïstes ou haineuses, dont les fleurs sont détruites par la gelée au moment où elles veulent s'oüvrir ? La véritable histoire de ces infortunés, ce serait la fiction qui les représenterait opprimés par des êtres malfaisants, placés autour d'eux pour refouler le développement de leur nature aimante, pour écraser au fond de leur cœur les roses en bouton qui cherchent à s'épanouir au dehors ? Le malheur est à son comble, quand c'est au sein même de la famille et surtout dans les liens du mariage qu'un jeune être se trouve incompris ; quand il ne rencontre que d'âpres cailloux dans le sol domestique ; quand ses premiers sourires sont réprimés par un œil sévère ; quand ses expansions généreuses sont arrêtées par un ordre glacial ; quand il est toujours en contact avec une meule qui le meurtrit ? N'est-ce pas, qu'en parlant de ces tortures subies dans l'obscurité de la vie intime, on croit entendre la hache d'un bûcheron abattant du bois mort dans une forêt ? Devant vous tombent avec fracas les illusions perdues, semblables à ces branches desséchées qui n'ont plus de feuillage ? Plaignons les longues douleurs, surtout quand elles incombent à des natures sensitives, aptes aux grands sacrifices, mais pour qui les incessantes terreurs sont insupportables : elles ne reculent pas devant un prompt supplice ; mais elles se consument sous l'épée de Damoclès.

» Dans le cimetière de Beaucaire, on remarque une dalle surmontée d'une colonne brisée. Blanc, au milieu du gazon vert et des sombres reflets des arbres funèbres, ce tombeau exerce une attraction mystérieuse. En y suspendant leurs guirlandes, les plantes grimpantes tapissent ses flancs. La mousse croît sur le marbre déjà noirci. Ce monument, plein de poésie, se détache admirable sur les cyprès qui protègent les souvenirs confiés au champ du repos. C'est la sépulture d'une des plus touchantes victimes de la douleur et de l'amour : Antoinette, de Beaucaire. Aussi voyez comme les festons de fleurs l'enlacent mollement, comme la nature semble s'enorgueillir de la posséder ! Là repose une femme morte avec une passion profonde et sans espoir, dont rien ici-bas ne pouvait la dédommager. Cet âpre sentiment a précipité le terme de ses jours. Elle a accepté sa destinée, sans hâter sa fin comme ces êtres faibles qui veulent expirer pour s'empêcher de guérir. Elle était si sûre de ne pas se consoler, qu'elle s'est laissée consumer, sans reculer d'un pas vers la vie, sans avancer d'un pas vers la mort. Ayant bu la coupe d'amertume jusqu'à la lie, elle a repoussé la faculté d'oublier et de mépriser son mal ; elle a brisé la coupe et gardé le poison dans son sein comme un trésor fatal. La mort est enfin venue, et l'a prise faible, brisée, mais enracinée encore à son amour et disant au monde : « Adieu, je te méprise et ne veux pas des consolations que tu m'offres ; garde tes vanités passagères, tes joies frivoles, ta gaîté décevante, ton oubli trompeur, ton froid scepticisme, ton inexorable dureté ; moi je veux prier, souffrir et mourir. »

» Antoinette était accablée en même temps par la phtisie pulmonaire et par un amour sans espoir : cette double affliction explique la douleur âpre et profonde qu'elle a gardée en son cœur jusqu'à la mort. Faut-il la plaindre, quand on songe que les deux malheurs qui l'ont frappée lui ont apporté en compensation des trésors d'affection et de poésie ? Nulle maladie ne rend aimant comme la phtisie ; rien ne rend poète comme un amour contenu, car les forces que cette passion même auraient dissipées, se concentrent vers le but auquel on les dirige et y apportent une puissance croissante. Alors, si la douleur s'échappe en harmonie, elle devient sublime. La satisfaction des désirs enlève la voix aux poètes comme aux oiseaux ; l'amour n'inspire que s'il est à l'état d'espérance ou de regret. Ce qu'il y a de plus poétique, c'est le crépuscule pour l'esprit et la souffrance pour le cœur. La poésie n'est que la longue plainte de l'humanité exilée : ne craignons pas que jamais elle se taise sur la terre. »

Transitoirement jeté dans la politique, à la suite de son père, le docteur Peladan, dans un article publié par le *Châtiment*, de Nimes, appliqua à Mac-Mahon, des appellations mordantes, hélas ! trop méritées : il s'agisait du Pape, à propos de l'*Orénoque*. Les officieux crièrent : offense au chef de l'Etat. — Un mois de prison, lourde amende, les dépens. — La cour d'appel, honteuse de ce jugement, tendait à l'invalider, mais, manquant de virilité, elle ne fit que réduire la prison à six jours. Une fluxion de poitrine faillit être la conséquence de ces rigueurs imméritées. Peu de temps après, un véhément article, dans le même journal, et visant le hideux matérialisme du professeur Rouget, devait encore avoir de suites funestes.

Insoucieux de la rancune athée, Adrien Peladan vint à Montpellier passer les derniers examens et la thèse. On l'avait d'abord refusé à une autre Faculté, pour une composition écrite sur la graine, et quand il alla demander la raison du refus à son examinateur, il reçut cette réponse mémorable : « C'était trop fort pour un élève, j'ai cru que vous aviez copié ! » Aux épreuves orales de Montpellier, nouvelles avanies, autre martyre ; ce savant catholique allait prendre le bonnet, malgré sa foi ; mais les étudiants sans Dieu se coalisèrent en un dessein si noir que je n'en saurais indiquer de semblable dans l'histoire ; et quand Adrien Peladan fils parut dans la salle d'examen, une clameur s'éleva qui ne cessa plus : ils étaient quatre cents hurleurs. Les professeurs déjà arrivés s'épeurèrent et fuirent ; les autres, épouvantés, ne se montrèrent pas, et du doyen au dernier des étudiants, il n'y eut, à cette heure-là, que des lâches dans cette célèbre Faculté. Que l'opprobre de cette barbarie reste à jamais sur

Montpellier! L'infortuné médecin catholique eut une décomposition de sang et manqua périr. Ainsi, cette santé fragile fut assaillie de maux qui auraient brisé un puissant organisme ; et ne cherchez pas d'autre raison à l'apparente disproportion des œuvres du docteur Peladan et de mon jugement. Après le guet-apens de Montpellier, il renonça à toute entreprise, sa seule publication fut l'*Homœopathe des familles et des médecins*, où il développa la triple symétrie de l'organisme humain , la polarité thérapeutique et la pharmacotaxie des polychrestes. Il ne donna que peu désormais, et seulement de l'archéologie à l'*Extrême droite*, journal qu'Adrien Peladan père avait fait succéder au *Châtiment*.

Conscient de toute vanité et dépris de toute gloire comme Van Helmont ; se partageant entre la médecine et l'occaltisme bien compris ; donnant ses jours aux malades, aux arcanes ses nuits ; à Nimes, il ressemblait à cet homme de la légende qui ne refusait jamais à un pauvre, de peur que ce ne fût Jésus-Christ ; il donnait la plupart du temps, la consultation, un remède et une aumône. D'une profession il fit, pendant quinze années, un apostolat.

Le docteur Peladan fut un docteur illuminé ; comme le bienheureux Raymond Lulle, il composa un *Ars magna*. Assis sur la pierre cubique, accoudé sur la table d'Emeraude, comme Postel, il avait la clef des choses cachées ; comme Kunrath, il construisit son *Amphithéâtre de la sagesse éternelle*; comme l'abbé Trithème, il connut les causes secondes. Ce sémite commenta le *Zohar*, et sa magique origine éclate dans sa mort même qui dépose en faveur de la réalité des sciences occultes. Je témoigne devant l'incrédulité du siècle, qu'en 1879, le docteur Peladan fit dresser sa géniture et la commenta d'après l'in-folio de Morin, astrologue en titre de Richelieu, et qu'il me dit : « *Je suis menacé de mourir empoisonné par un médicament étranger, que je prendrai moi-même.* »

Ne touchant jamais à un toxique, il eut conjuré le péril; mais il guérissait gratuitement les pauvres, donnant le remède et la consultation et même une aumône par surcroît; il se laissa prendre au bas prix de Wilmar Schawb, de Leipzig. Le 29 septembre, il reçut de cette officine, diverses triturations, dont une de strychnine ; le même jour il invita une malade à goûter du doigt cette poudre, disant : «Voilà qui vous guérira », et comme la consultante se récriait sur l'amertume, il en prit un peu sur sa langue. Quelques minutes après, tandis que la consultante tombait au milieu de la rue, et était secourue à temps et sauvée, l'infortuné docteur, qui depuis longtemps pratiquait sur lui, dans la prévision même de l'horoscope, une prophylaxie à la Mithridate, sentit ses tempes se serrer, les muscles du cou se raidir et s'écria: « *Cet Allemand m'a trompé ;*

*ce n'est pas la troisième décimale, je suis em-
poisonné* ». Autour de lui, on s'empresse, on s'af-
fole, tandis qu'une dame va mettre en prière les
couvents voisins. On court chez un pharmacien
qui ignore les antidotes, eau iodurée et tannin.
Oh ! l'horrible tableau ! ce roi de la matière, qui
avait asservi à sa volonté les trois règnes de la
nature, était aux prises avec un peu de poudre
blanche, et succombait.

Savant, il a défendu le dogme ; médecin, il a
fait la charité ; écrivain, il a souffert pour l'Eglise ;
il est mort au champ d'honneur de son art, atteint
par une main allemande et protestante.

Mon dessein était, dans cette introduction, de
traduire à la barre de *l'opinion* ceux qui ont été
les ennemis du docteur Peladan ; j'ai réfléchi que
ces représailles cadreraient mal au fronton de ce
monument : l'*Anatomie homologique*. Mais je diffère seulement ; plus longuement j'aurai préparé
mes coups, plus fermement ils frapperont. Ainsi
que les professeurs et étudiants de la Faculté de
Montpellier et les gens de l'ordre moral ne se
croient pas quittes envers moi ; je prendrai soin
de leur mémoire devant l'avenir, et n'aurai de
scrupule que dans le choix du ridicule ou de
l'odieux à leur infliger.

Quant à la physionomie du docteur Peladan,
je la fixerai dans une œuvre littéraire où les développements fraternels me seront permis. Je veux
cependant reproduire mon accusation contre

Wilmar Schwab, telle que je l'ai mise dans *l'Oraison funèbre* du docteur Adrien Peladan.

« Voici l'alinéa de ma lettre du 8 octobre au *Figaro*, qui a été l'occasion d'une réclame pour Wilmar Schwab. « Il est évident et prouvé par » l'analyse que la trituration était dosée à une » saturation dépassant de beaucoup l'étiquette.» — Quand je vis D. I. sur l'étiquette, je lus dose I, et je compris la troisième décimale qui est la première employable. Le chimiste à qui je dis : « Examinez cette troisième décimale », m'écrivit : avant que l'analyse fut terminée : « Dès à présent, tenez pour certain que la trituration est dosée à une saturation dépassant de beaucoup la 3ᵉ au 10ᵉ. » Et voilà que le pharmacien allemand, avec une maladresse singulière, fait insérer au *Figaro*, par voie diplomatique, l'aveu ingénu que : « Avec le double contrôle qui précède, » chaque expédition et rend à son établissement » toute erreur *impossible* », il a sciemment envoyé LA MORT DE DOUZE CENT CINQUANTE PERSONNES. OU LE DOCTEUR PELADAN A COMMANDÉ LA PREMIÈRE DÉCIMALE, et alors le pharmacien Schwab est coupable, attendu : 1º que les plus excellents praticiens avouent commettre des *lapsus calami*, surtout s'il s'agit d'un seul chiffre ; 2º que les pharmaciens français, tous responsables, demandent toujours UNE RÉPÉTITION D'ORDRE , quand la dose toxique dépasse l'habitude : 3º que Schwab ne peut ni présenter cette *répétition*

d'ordre ni prouver que mon frère ait jamais sub-
trituré ou dilué dans sa pratique ; 4° la pharmacie homœopathique française, écrit : première
décimale I, 10ᵉ au I, X, et ne connait pas ce D. I ;
5° aucun pharmacien français ne livrerait ainsi
cinquante grammes de strychnine, et la dame
Rassiguier et la famille Peladan ont recours et
droit contre Schwab ; OU LE DOCTEUR PELADAN A
COMMANDÉ LA TROISIÈME DÉCIMALE, et alors la culpabilité de Schwab est plus grande encore,
attendu :

» 1° Le témoignage de trois personnes étran-
gères à la famille et présentes quand le docteur a
crié : « Cet Allemand m'a trompé ; ce n'est pas
» la troisième décimale, je suis empoisonné » ;
2° un carnet de notes journalières portant la
commande de 7 tritur., dont une 3 au 10ᵉ, de
strychnine ; 3° M. Kirn, directeur de la Pharmacie centrale homœopathique, à Paris, tient à
la disposition de Schwab, cinq commandes de
troisième décimale, datées des mois de juillet,
août et septembre 1885, signées du docteur Peladan, et dont la dernière n'est antérieure que de
trois jours à la commande faite à Leipzig : quelle
apparence qu'en trois jours mon frère ait perdu
la notion de ce toxique qu'il employa si souvent ;
4° M. Schwab n'a jamais eu avec mon frère que
des rapports marchands. Or, sa facture compte
à 6 marcs, c'est-à-dire 7 fr. 25, les 500 grammes
de strychnine ; ce serait donc un cadeau qu'il lui

aurait fait, lugubre cadeau ; mais non, c'est une ERREUR MANIFESTE. Car, la strychnine coûte, prix marchand, 20 c., le gr. soit 10 fr. les cinquante gr. ; ajoutez le prix de 450 gr. de sucre de lait, la manipulation, le verre, le bouchon, l'emballage ; et demandez à ce pharmacien, comment il fait pour livrer à sept francs vingt-cinq centimes ce qui lui revient au moins à dix-huit francs ?

» Enfin, dernière et accablante preuve : « *après* » *avoir pris conseil d'un avocat* » (sic), le pharmacien Wilmar Schawb a refusé au consul français, la *photographie* de la commande de mon frère.

» Voici les considérants ; que l'opinion rende son verdict et nous verrons ensuite s'il y a des juges... à Leipzig. » — J. P.

« *Mars 1886*. — Il n'y a pas de juges à Leipzig, quand le coupable est un pharmacien germain et la victime un savant français.

» Le procureur impérial, a qui nous avons demandé de contraindre Schwab de lui produire la lettre et de nous en faire livrer la photographie, a éludé le fait, et répondu qu'il n'y avait pas lieu à suivre. De la question de culpabilité, nous ne l'avions pas saisi, le corps de délit est dans la lettre dont la production est refusée systématiquement. Un magistrat n'a pas le droit de rendre un arrêt, sans être directement saisi d'une accusation et sans un débat contradictoire des parties. Voilà pour M. le procureur général.

» La justice française n'a pas action, et la magistrature allemande détourne autant le droit que le fait ; mais il reste l'opinion et la postérité. Devant elles je ne cesserai d'assigner le pharmacien de Leipzig. Ses millions n'effaceront pas l'épithète méritée d'empoisonneur que je lui ai clouée au front, en tête de mon dernier roman. Et lui, qui est du pays où a fleuri la sainte Wehme, qu'il sache bien que rien ne saurait le soustraire aux légitimes revendications des Rose-Croix catholiques.

» Joséphin PELADAN. »

BIBLIOGRAPHIE

de

L'ŒUVRE DU DOCTEUR ADRIEN PELADAN FILS

—

La France littéraire, organe de la décentralisation intellectuelle, est une revue hebdomadaire qui parut à Lyon, de 1856 à 1866, sous la direction du chevalier Adrien Peladan père. D'innombrables richesses sont réunies dans ces 10 volumes in-4°, devenus très rares. Le fondateur de cette publication était trop convaincu et trop ferme dans sa foi, pour trouver sa place au soleil, dans ce Paris où la vertu n'existe si souvent qu'à la surface. Qui, dans la nouvelle Babylone, aurait consenti à s'unir cette fière nature enveloppée dans la noble devise des Machabées : *Etiamsi omnes, ego non ?* A Lyon, une place était à prendre, l'écrivain s'y installa et, soit sur les bords du Rhône, soit à Paris, où la *France littéraire* avait des collaborateurs, il n'était pas rare d'entendre ce témoignage : « Cet homme veut plus que nous. » Peladan père, sorte de moine chevalier, s'était voué à nos traditions nationales ;

il embrassait d'une même étreinte les sublimités
de la religion et celles de la monarchie : un acadé-
micien l'avait appelé : le zouave du bon Dieu. Un
essaim de célébrités se groupa soudainement autour du vaillant directeur. C'étaient, parmi d'autres : les poètes Joséphin Soulary, Victor de
Laprade, Xavier Bastide, le docteur Pourrat ; les
orientalistes Bonnetty, de Paravey, Chabas, de
Rougemont ; les littérateurs Canonge, Blanchot
de Brenas, Louis de Laincel, Anna Edianez de
Langle, la comtesse Marie, le marquis de Valori,
Alexis Rousset ; les érudits Péricaud l'aîné, Morel
de Voleine, Paul Saint-Olive ; les archéologues
l'abbé Cochet, de Saint-Andéol. Jamais la pro-
vince n'avait vu un assemblage de tant de valeurs
intellectuelles.

Mais la plus grande surprise qu'elle procure au
lecteur, dans le premier tome, c'est une *Histoire
poétique des fleurs*, par un auteur, qui a douze
ans, possédait du style et des connaissances ;
c'était le début d'Adrien Peladan fils : grâce, fraî-
cheur, variété, aisance, citations heureuses, déli-
catesse, symbolysme, épisodes, récits naturellement amenés, tout charme dans cet ouvrage qui
étonnait Soulary.

Longue serait la nomenclature des travaux que
le jeune Peladan écrivit pour la *France littéraire*.
Esprit d'élite, mémoire prodigieuse, cet enfant
sublime, pour employer les paroles de Chateau-
briand, parlant du chantre des *Odes et Ballades*,

lisait tout ce qui s'offrait à sa main, et retenait tout. Archéologie, légendes, chroniques, antiquités, art, inscriptions, chronologie, science en général, rien n'échappait à ce nouveau Comestor. Dans un livre, il savait promptement trouver les passages, les faits saillants, et retenir des textes entiers qu'il citait avec facilité. Il se familiarisa avec les auteurs des diverses époques, au point que ceux qui le lisaient sans le connaître, le prenaient pour un vétéran de la littérature. Il fut donc de très bonne heure un véritable polygraphe. Les variétés de la *France littéraire*, signées de lui forment la matière de cinq à six volumes.

La Semaine religieuse de Lyon fut la première qui parut en France, après celle de Paris. Elle forme sept forts volumes in-8°. Là encore, Peladan père avait porté son souffle, et donné la supériorité à cette publication sur celles qui sont venues plus tard : c'est ce que le lecteur le moins capable déclarerait. Là encore, l'auteur de l'*Histoire poétique des fleurs* prodigue son érudition, sa facilité, ses recherches, sa piété, les ressources si riches de son intelligence. La *Semaine religieuse de Lyon* a publié une *Histoire de Notre-Dame-de-Fourvière*, œuvre de longue haleine, qui honore la plume et la foi active du docteur Peladan.

En 1864, notre auteur, laborieux, infatigable comme son père, composa le *Guide de l'amateur et de l'étranger à Lyon.* Histoire, archéologie, science, monuments, commerce, industrie, archéologie, tout est là sur un plan nouveau et d'après les plus récentes données. C'est un in-18 de 556 pages, devenu rare, et qui de longtemps ne sera pas surpassé.

En collaboration avec le chevalier de Paravey, Adrien Peladan fils a publié les mémoires et opuscules suivants. Tirés à petit nombre, ces ouvrages qui nous font connaître les livres sacrés de la Chine et les traditions de l'antique Orient en harmonie avec la Bible, ont été recherchés par les savants :

« Considérations au sujet du portrait de Roboam, retrouvé en Egypte, par Champollion »; 8 pages in-4°, avec une lithographie. 1864.

« L'Amérique, sous le nom de pays de Fou-Sang, est-elle citée, dès le ve siècle de notre ère, dans les grandes Annales de la Chine, et dès lors, les Saumanéens de l'Asie centrale et du Caboul lui ont-ils porté le bouddhisme? Dissertation où l'affirmative est prouvée »; broch. in-8°.

« Nouvelles preuves que le pays de Fou-Sang, mentionné dans les livres chinois, est l'Amérique, avec une lithographie »; broch. in-8°.

« Réfutation de l'opinion émise par M. Jomard, que les peuples de l'Amérique n'ont jamais eu aucun rapport avec l'Asie »; broch. in-8°.

« Essai sur l'origine unique et hiéroglyphique des chiffres et des lettres de tous les peuples; précédé d'un coup d'œil rapide sur l'Histoire du monde, entre l'époque de la création et l'ère de Nabonassar ; et de quelques idées sur la formation de la première de toutes les Ecritures, qui exista avant le déluge, et qui fut hiéroglyphique »; avec un atlas de 8 planches très soignées :

« Mémoire sur l'origine japonaise, arabe et basque, de la civilisation des peuples du plateau de Bagota, d'après les travaux récents de MM. Humboldt et Siébold, avec un tableau comparatif des caractères, des Cycles d'heures des Muyscas, des Chinois et des Japonais » ; grand in-8°. Paris.

« Dissertation abrégée sur le nom antique et hiéroglyphique de la Judée, ou traditions conservées en Chine sur l'ancien pays de Tsin, qui fut celui des céréales et de la croix ; dissertation enrichie de caractères chinois gravés et fondus par M. Marcelin, graveur de l'imprimerie royale, terminée par des pièces justificatives extraites de différents textes chinois, relatifs au pays de *Tatsin* ou de la Judée ; avec des notes sur les médailles à épis de la Judée, et sur le pays primitif des céréales. »

« Documents hiéroglyphiques emportés d'Assyrie et conservés en Chine et en Amérique, sur le déluge de Noé, les dix générations avant le déluge, l'existence d'un premier homme et celle du péché originel »; ouvrage orné de planches et de trois tableaux ; et terminé par des textes sur les 15 chefs de peuples après le déluge, d'après la *Bible*, le *Zend-Avesta*, le *Lytay-ky-sse* chinois, et les *dessins Aztèques*, selon M. de Humboldt, et enfin, par des notes relatives, 1° aux *Miao-tse*, autrement dits *Miao-jin*, exterminés lors du Déluge, suivant le *Chou-king*, et dont le nom a été appliqué aux Aborigènes des montagnes du S.-O. de la Chine ; 2° au nom de *Fo-hy* ou Abel, *type de justice* et de *vertu parfaite.* Paris, grand in-8°.

« De la sphère et des constellations de l'antique astronomie hiéroglyphique, ou preuves directes, nouvelles et nombreuses, que cette astronomie primitive était la même pour tous les peuples, et spécialement pour les Chaldéens, les Egyptiens, et pour les peuples sémitiques qui ont civilisé l'Inde, la Chine et le Japon. Mémoire, formant la seconde partie de notre réfutation des anciens et des nouveaux écrits de M. Biot ; terminé par un grand tableau synoptique des systèmes astronomiques conservés, 1° en Chine et chez les Mongols ; 2° dans les Indes ; 3° chez les Perses modernes ; 4° en Arabie et chez les Turcs mahométans ; 5° chez les Egyptiens anciens. »

« 1863. Réfutation de M. Renan. Lettre sur l'anthropophagie des habitants de la Chine » ; grand in-8°.— « De quelques erreurs sur la Chine et Confucius, professées par M. de Lamartine » ; in-8°. — « Ninive et Babylone expliquées dans leurs écritures et leurs monuments par leurs livres conservés en Chine, suivi de recherches sur les quatre fils Aymon, la han des Chinois, le danaké des Grecs et la caurie » ; gr. in-8°.

» Du cycle des douze animaux »; gr. in-8°.— « De la création de l'homme, comme androgyne, et de la formation de la femme, avec lithographie » ; gr. in-8°.

« Du signe interrogatif des divers peuples et des fausses idées de l'Europe sur les hiéroglyphes, » avec gravure ; in-8°.

« Traditions primitives. Les lois morales sont-elles dues à l'homme ou à Dieu ? » in-8°.

_ « 1885. Recherches sur les noms primitifs de Dieu » ; in-8°.

« 1866. Dissertation sur les Centaures et les Amazones » ; in-8°.— « Confirmation de la Bible. Traditions sur Adam, Abel, Caïn, Seth et Enos. » In-8° de 91 pages.

« Du planisphère de Dendérah et des Zodiaques anciens. — Etudes sur ce qu'on fait et ce qu'on devrait faire dans les musées impériaux. — Recherches sur la scille maritime et le nom des médecins de l'île de Cos » ; grand in-8°.

Adrien Peladan fils avait eu la pensée de publier à Lyon, vers 1866, *le Diable Rose*, revue des théâtres et des salons. Il en fit connaître le plan dans un spécimen, qui est le seul numéro qui ait paru. C'est là que devait paraître le roman dont le manuscrit est perdu : *l'Amour et la Vie*, sous le pseudonyme de André de Namas.

« 1866. Monographie de la façade de la cathédrale de Nimes : archéologie monumentale et iconographie, avec quatre dessins, précédée de deux lettres de M. le vicomte Fernand de Saint-Andéol à l'auteur »; in-8°.

« 1867. Notice biographique et historique sur Joseph-Marie-Julien Actorie, chanoine de Viviers et de Montpellier, ancien supérieur général des prêtres de Saint-Basile. »

« 1868. Etude pittoresque, historique et inédite de

d

Saint-Alban et de ses environs » ; gr. in-8º de vi-138 pages.

Dans le *Châtiment* et l'*Extrême-Droite*, journaux politiques dirigés à Nimes par Peladan père, avec l'énergie qui caractérise ce publiciste, le docteur Peladan fils a fourni des articles de polémique marqués au coin d'une verve sarcastique, qui exaspérait les cocardiers dont la marche honteuse nous a livrés aux fatales menées de l'opportunisme, aux démences des passions anarchistes. Il a subi des sévices pour quelques-unes de ces pages à l'emporte-pièce. Le même écrivain a enrichi ces deux journaux d'articles de critique et de science médicale d'un haut intérêt.

Peladan fils a collaboré, en outre, aux publications ci-après : *la Revue de l'art chrétien, les Annales de philosophie chrétiennes, la Chimie magnétique, le Propagateur du Var, le Forum, la Gazette* et le *Conciliateur des Bouches-du-Rhône, le Journal du Magnétisme.*

Dans l'album de la poésie catholique à l'occasion du Concile du Vatican, sous la direction de Peladan père, 1870, le docteur Peladan donna une éloquente introduction sous ce titre : *La France à Rome.* Ont suivi :

« De la spermathorrhée, de la prostatorrhée et de leur traitement homœopathique, » thèse pour le doctorat en médecine. Lyon, gr. in-8. 150 pages.

« L'Homœopathe des familles et des médecins. » 1875. In-8.

Ces deux derniers ouvrages, où les qualités du savant et du praticien se révèlent à chaque page, sont épuisés depuis longtemps déjà.

La dernière œuvre du docteur Peladan, celle que sa famille n'a pas voulu laisser dans l'oubli, comme celle qui mettra le sceau à sa gloire, est le présent volume. Il met à jour une grande découverte. Il initie à des données neuves qui éclairent l'anatomie et qui doivent déterminer des progrès considérables dans l'art de guérir. Puisse ce livre posthume recevoir l'accueil qu'il mérite et donner à la mémoire de son auteur un lustre qui proteste contre les douleurs qui ont abreuvé sa vie et la coupable action du malheureux qui a causé sa triste mort.

Sur la pierre sépulcrale qui couvre les restes du docteur Adrien Peladan fils, au cimetière catholique de Nimes, on lit ces mots : *Il fut un des princes de la science ; il en a été le martyr.*

Joséphin PELADAN.

ORAISON FUNÈBRE

du

Dr ADRIEN PELADAN FILS

par

JOSÉPHIN PELADAN

avec deux portraits, d'après un tableau et une photographie.

Grand in-8e elzévir, de 40 pages. — 3e édition.

PRIX : 1 FR. 50. — 30 HOLL. A 3 FR. 50.

A. LAURENT, Librairie de la Presse, 8, rue Taitbout, Paris.

ANATOMIE HOMOLOGIQUE

LA
TRIPLE DUALITÉ DU CORPS HUMAIN
et la
POLARITÉ DES ORGANES SPLANCHNIQUES.

> Le champ des sciences épuisé
> par nos pères, ne produit plus
> qu'à force de soins et de culture.
> Dans le monde savant comme
> dans le monde politique, il
> n'est plus de conquête à faire
> pour les barbares. — (VICQ-
> D'AZYR. *Eloge de Bergmann.*)

L'anatomie homologique est d'origine française. Elle constitue une espèce d'anatomie comparée, dont la création est due à l'immortel Vicq-d'Azyr. Il importe de ne pas abandonner à l'étranger cette doctrine féconde, avec tant d'autres que nous y avons laissées fuir. Si la science n'a point de patrie, du moins la patrie a des traditions que ses hommes de génie expriment et transmettent. En les suivant, on sert encore la science comme elle veut.

Toute publication doit faire connaître des choses nouvelles ou propager des découvertes déjà émises; ce double but, je me suis proposé de l'atteindre dans ce travail.

M. le professeur E. Foltz a instauré une méthode positive d'anatomie homologique, qu'avait entrevue le génie de Vicq-d'Azyr. Depuis 1863, le savant anatomiste de l'école de Lyon a émis un ensemble d'idées doctrinales et de déductions ingénieuses qui permettent d'esquisser l'ensemble de la triple dualité qu'on observe dans l'économie animale. Grâce à ses travaux persévérants, l'homologie s'affirme de plus en plus par des faits, elle éclaire la physiologie, elle simplifie l'anatomie comparée, elle fait la synthèse de l'anatomie toute entière.

Or, le médecin qui désire connaître les opinions de M. Foltz, devra recourir, pour l'homologie des membres, au tome sixième du *Journal de la physiologie* de Broown-Séquard et pour la dualité de l'artère humérale, à un mémoire spécial. Ce qui concerne les autres points dont s'occupe l'homologie, n'a encore été publié nulle part.

J'ai pensé rendre un véritable service à tous ceux qui se soucient des progrès de l'anatomie, ainsi qu'à ceux qui voudraient apprendre cette science par un procédé philosophique, en résumant dans une seule dissertation, l'ensemble de l'anatomie homologique, de manière à permettre au praticien occupé et à l'élève, de s'initier en peu de temps à cette partie, à la fois transcendante et pratique de la plus indispensable des sciences médicales.

La dualité des organes splanchniques sera exposée ici pour la première fois ; car les idées homologiques n'ont pas encore été l'objet d'un résumé propre à les répandre.

J'ai donc la bonne fortune d'offrir au public la

primeur de plusieurs idées entièrement neuves. Ce qui doit surtout étonner, c'est qu'un siècle se soit écoulé, avant que la doctrine de Vicq-d'Azyr ait été prise à sa haute valeur. Un seul homme, Meckel, en avait compris l'immense portée. Depuis, à l'étranger comme en France, elle était presque tombée dans l'oubli, dont elle est, nous l'espérons, sortie désormais pour le plus grand avantage des études anatomiques.

En 1774, Vicq-d'Azyr commença la démonstration des homologies, et il a fallu près d'un siècle pour que ces idées trouvassent un savant qui les fécondât et les étendît en les adaptant à une méthode rigoureuse. M. Foltz s'est montré en 1866, le digne continuateur de l'anatomie homologique, et il a véritablement commencé la culture de cette terre promise de la science, que le premier n'avait fait qu'entrevoir.

Quand l'homologie aura été adoptée, tous les traités classiques d'anatomie subiront une réforme importante. On les refera sur un plan méthodique et attrayant pour la mémoire. Des dessins et des tableaux feront voir d'un coup d'œil les homologies. Les descriptions seront continuellement animées par des notions de rapports propres à fixer le souvenir.

Ceux qui auront lu mon travail, pressentiront la réalisation des plans longtemps approfondis pour asseoir toutes les sciences anatomiques sur le système homologique. Une idée livrée une fois à l'examen des hommes, ne saurait périr si elle est juste et utile ; elle a le sort de ces semences ailées, que leurs aigrettes plumeuses entraînent dans l'atmosphère, que les vents dispersent, que les eaux emportent, que

les oiseaux dévorent, mais dont quelques-unes ren
contrent tôt ou tard le sol où elles se développeront,
reproduisant en entier la plante d'où elles provien-
nent.

Puisse ce traité être lu par la jeunesse médicale,
éclairer ses études anatomiques et donner la pensée
de faire de nouveaux travaux sur ces idées fécondes.

Je serai heureux si, comme les anciens coureurs
des Panathénées, je puis transmettre à d'autres mains
la lumière que j'ai reçue, après avoir augmenté ses
rayonnements.

CHAPITRE PREMIER.

Généralités.

Ex octo unum.

La science de l'anatomie humaine est le fondement de toute instruction médicale. C'est sur elle que reposent la physiologie, la pathologie et la thérapeutique. En dehors même de la médecine, elle est l'auxiliaire indispensable de toute recherche philosophique sur l'origine de l'homme et sur ses facultés intellectuelles. On doit donc prendre tous les moyens pour favoriser les fortes études anatomiques en France, si l'on veut que notre beau pays, conserve la prééminence dans la voie ouverte par les Vicq-d'Azyr et les Bichat, que lui disputent les nombreuses productions des savants étrangers.

La comparaison des organes dans la série homologique sur un même individu, est un moyen extrêmement puissant, non seulement pour éclairer d'un jour plus vif les champs explorés de la science, mais aussi pour assurer des progrès ultérieurs, en découvrant des horizons nouveaux. C'est une voie qui se recommande éminemment à l'attention des travailleurs.

Pour fixer les idées, nous énoncerons d'abord le résultat le plus général de l'homologie.

La comparaison des organes par la méthode de Vicq-d'Azyr, conduit logiquement à *la triple dualité de l'organisme*. En d'autres termes, l'organisme est double dans ses trois dimensions : largeur, longueur, épaisseur : il comprend deux moitiés latérales, le *côté droit* et le *côté gauche* ; deux moitiés polaires, le *pôle supérieur* et le *pôle inférieur* ; enfin, deux moitiés antéro-postérieures, ou *section dorsale* et *section palmaire*. L'économie animale est donc formée de huit parties homologues : c'est un type qui se répète huit fois avec des modifications.

L'histoire des recherches dont l'homologie a été l'objet, mériterait de longs développements. Voici du moins une courte revue historique et bibliographique.

Les anciens avaient déjà compris la ressemblance du pied et de la main, et ils l'exprimaient par cet adage : *Pes altera manus.*

Pierre Belon (du Mans), dans son livre sur l'*Histoire de la nature des oyseaux*, à Paris, en 1555, fait une comparaison du squelette de ces oiseaux avec celui de l'homme, où quelques phrases témoignent qu'il a entrevu la conformité des membres inférieurs avec les membres supérieurs.

Plusieurs anatomistes, parmi lesquels Winslow et Boyer, ont noté l'analogie de la rotule avec l'olécrâne.

Ces observations isolées étaient demeurées sans portée, lorsque parut, en 1774, à l'Académie des sciences, le célèbre mémoire, dans lequel Vicq-d'Azyr, l'immortel Vicq-d'Azyr, comme Meckel lui-même le nomme, ouvrit la route et institua cette nouvelle espèce d'anatomie comparée, dans laquelle on met en parallèle, non des individus différents, mais les divers organes d'un même individu. L'objet de son travail est surtout de comparer les membres supérieurs avec les membres inférieurs, et de montrer qu'ils sont construits sur un même type, mais d'autres applications de l'homologie y sont indiquées (1).

J.-B. Meckel, dans son *Manuel d'anatomie*, traduit dans notre langue par Jourdan et Breschet, vit la symétrie du corps entier, dans ses trois dimensions : longueur, largeur et épaisseur, c'est-à-dire la *symétrie latérale, la symétrie des moitiés supérieures et inférieures et la symétrie de la face antérieure et de la face postérieure*. Si ces idées de Vicq-d'Azyr et de Meckel n'ont pas eu plus d'écho en France et surtout en Allemagne, c'est qu'elles sont chez ces deux grands anatomistes à l'état de sentiment, plutôt que sous la forme de vérité démontrée. Comment, en effet, Meckel aurait-il prouvé la symétrie du pied et de la main, puisqu'il admet l'homologie du pouce et du gros orteil? Cet illustre savant était aussi tombé dans de grandes erreurs, lorsqu'il comparait la tête au sacrum. Nous verrons plus loin, que la tête ne peut être comparée qu'aux quatre dernières pièces du coccyx.

Gerdy n'admet pas la symétrie de la moitié *céphalique* et de la moitié *pelvienne* du corps, mais il l'ad-

____

(1) Vicq-d'Azyr. — *Mémoire sur les rapports qui se trouvent dans les organes de la structure des quatre extrémités dans l'homme et dans les quadrupèdes*, 1774 : Id. *Mémoires de l'Académie royale des sciences*. Paris, 1778.

met pour les membres seulement; lorsqu'il en vient
à la démonstration, il ne peut rien prouver, parce que
entre autres erreurs, il compare le pouce au gros
orteil. Raspail admet la *dualité* et l'*homologie* de nos
organes, c'est-à-dire la symétrie bi-latérale et la
symétrie des moitiés supérieures et inférieures. Il a
approché de la vérité en comparant le gros orteil au
petit doigt ; mais cette assimilation est incomplète,
car il est nécessaire de faire correspondre le gros
orteil aux deux derniers doigts pour arriver à la véritable homologie du pied et de la main. Outre l'in-
suffisance de ces vues, cet auteur est tombé dans
d'inconcevables erreurs anatomiques, parmi lesquelles on remarque la création de toute pièce d'un
fléchisseur particulier du petit doigt venant du
radius, pour faire pendant au fléchisseur propre du
gros orteil qui vient du péroné.

Parmi les ouvrages traduits dans l'*Encyclopédie
anatomique*, ce résumé des doctrines anatomiques de
l'Allemagne, Valentin parle, à l'occasion du système
nerveux, de diverses sortes de symétries des nerfs :
symétrie *successive*, symétrie *latérale*, symétrie *perpendiculaire*. La dernière répond à la symétrie des
faces dorsales et ventrales du corps. La seconde est
celle qui est admise par tout le monde, comme fait
d'évidence absolue. Quant à la symétrie successive,
l'auteur l'entend d'une manière si confuse, qu'elle
serait la négation de la symétrie des moitiés inférieures et supérieures ; car il ne paraît pas supposer un
plan virtuel séparant deux moitiés symétriques, mais
simplement une succession d'objets qui se ressem-
blent. Toutefois, l'anatomiste de Berne revient impli-

citement à la symétrie des moitiés supérieures et inférieures, lorsqu'il parle de l'opposition entre les nerfs cérébraux et les nerfs rachidiens, et surtout des analogies entre les portions céphalique et sacrée du nerf grand sympathique.

M. Ch. Rouget a touché à quelques questions d'homologie, dans son mémoire intitulé : *Le squelette des vertébrés au point de vue de la morphologie de l'appareil locomoteur;* id. *Journal de la physiologie de l'homme et des animaux*, n° de janvier 1860.

Une mention est méritée par un intéressant mémoire de Camille Bertand : *Exposé de quelques principes d'anatomie philosophique*. Mémoire de M. Lavocat, professeur à l'école impériale vétérinaire de Toulouse : *Détermination méthodique et positive des vertèbres céphaliques*, Montpell., 1862, in-8°. Extrait du *Montpellier médical*. Déc. 1861 et fév. 1862.

En Amérique, Urman s'est occupé de la comparaison des membres : *On anterior and posterior symmetry in the limbs of Mammalix (Boston Society of natural history, 1860).*

En 1857, M. Ch. Martins publia sa théorie spécieuse, mais tout à fait hypothétique sur la torsion humérale : exposée par un esprit ingénieux, elle propagea l'erreur qui compare le pouce au gros orteil. Comme elle a reçu l'assentiment de plusieurs anatomistes contemporains, nous nous attacherons à en donner une réfutation péremptoire.

Pour mettre en lumière l'études des homologues dans l'organisme humain, nul n'a fait plus que M. Foltz. Sous ce rapport, on peut dire que, reprenant la tradition des idées de Vicq-d'Azyr, il a réellement fait progresser la science, en résolvant la plus grande difficulté, la comparaison du pied et de la main, que nul avant lui n'avait pu établir, et qu'il a fondé définitivement sur *la théorie du pouce binaire et homologive des deux derniers orteils.* La comparaison du pouce avec le gros orteil, était l'ornière dans laquelle l'homologie restait, sans pouvoir progresser.

Le mémoire présenté par M. Foltz, en avril 1863, à l'Académie des sciences, sur l'homologie des membres pelviens et thoraciques de l'homme, est resté sans réplique. Il a été inséré dans le *Journal de la physiologie* du docteur Brown-Sequard, où l'on trouvera une série de tableaux indiquant les éléments homologues des quatre principaux systèmes : osseux, musculaire, artériel et nerveux, dans chacune des quatre sections dont les membres se composent, hanche et épaule, cuisse et bras, jambe et avant-bras, pied et main (1).

____

(1) *Homologie des membres pelviens et thoraciques de l'homme,* par le docteur Foltz, professeur d'anatomie et de physiologie à l'Ecole de médecine de Lyon. (Mémoire présenté à l'Académie des sciencs, en avril 1863), publié dans le *Journal de la physiologie,* du docteur Brown-Sequard. A. VI, 1863, n° 21, janv., pag. 49 à 81, avec une planche (première partie : Homologie du système osseux et du système musculaire), et n° 24, juillet, pag. 379 à 421, avec une planche. (Seconde partie : Homologie du système artériel et du système nerveux). — On nous reprochera peut-être des répétitions ; s'il est nécessaire aux orateurs d'en faire pour bien pénétrer dans l'esprit de leurs auditeurs, nous pensons qu'il est utile d'insister à plusieurs reprises pour bien faire pénétrer les idées nouvelles dans la pensée de ceux pour qui elles sont un monde inconnu. C'est le cas de dire : *Bis repetita docent.* — On trouvera des faits

En 1865, M. Burd Urlder, professeur à Boston (Massachussets), a publié un mémoire sur la morphologie des membres : *An morphology and Teleology*, etc. On doit au même d'autres travaux dans le même ordre d'idées, notamment dans *Boston society of natural history*, 1866, et un mémoire intitulé : *Intermembral homologies*, 1871, etc., et à la fin de ce mémoire, il donne une liste chronologique de soixante-seize ouvrages spéciaux sur l'homologie des membres et il n'a pas tout cité.

Les anatomistes français J. Cloquet, J. Cruveilhier et Sappey, ne parlent que de la *symétrie latérale*. Cependant, la dernière edition de Cruveilhier (*ostéologie*, 1862), traite longuement du parallèle des membres thoraciques et abdominaux ; mais pour adopter les vues de M. Martins, Huschke, dans le même ouvrage, admet pour les viscères qui servent à la digestion et à la reproduction, la symétrie dans les trois dimensions ; mais il n'ajoute rien à ce qu'avait dit Meckel. Quant à M. Sappey, il s'est occupé de la comparaison des extrémités, mais en comparant le pouce et le gros orteil. MM. Beauvin et Bouchard (1868), exposent l'homologie des membres, mais pour suivre les opinions de M. Martins, tout en mentionnant le mémoire publié en 1863, par M. Foltz. Il n'est pas utile de passer plus longtemps en revue les autres ouvrages et traités d'anatomie descriptive. Nous n'y verrions rien de plus de ce qui vient d'être indiqué.

intéressants pour l'homologie dans la publication suivante, de M. Foltz. *Bulletin de la Société des conférences anatomiques*, Lyon, in-8°, avec figures, n° 1 (1866-1872) ; n° 2 (huitième année, 1873), et n° 3, (neuvième année), 1874.

CHAPITRE II.

Méthode comparative homologique.

On voit l'importance d'un sujet qui a attiré l'attention de tant d'esprit distingués. Pourtant, malgré le vif intérêt qui s'attache aux études homologiques, les esprits en ont été détournés au commencement de ce siècle, par les découvertes de Bichat et ensuite par l'histologie armée du microscope. Il est temps de revenir à l'ordre des faits inaugurés par Vicq-d'Azyr et de mettre l'homologie au niveau de l'anatomie générale et de l'anatomie de texture.

Le meilleur conseil que l'on puisse donner à celui qui veut s'occuper d'homologie, c'est de bien s'inspirer du célèbre mémoire de Vicq-d'Azyr, sur la comparaison des membres ; de méditer les idées de Meckel, sur la symétrie des êtres organisés, et principalement de bien saisir la méthode comparative qui a guidé M. Foltz dans ses travaux sur l'homologie, que nous aurons l'occasion de citer.

Pour obtenir la ressemblance homologique, il faut une méthode qui fasse porter la comparaison sur tous les éléments du parallèle à établir. Nous examinerons d'abord les caractères des homologues : la forme, les connexions et la [symétrie ; puis, comme procédés comparatifs, les anomalies, le développement et les analogues fournis par l'anatomie comparée ordinaire. Nous discuterons l'importance et la valeur relatives de chacun de ces moyens de comparaison.

Voici le résumé de la méthode qu'on doit suivre :

I. — Ce qui établit spécialement l'homologie de deux organes, c'est la ressemblance de forme, de connexion et de symétrie.

A. *Forme.* — La forme peut servir à mettre sur la voie, mais elle ne doit venir qu'après les connexions, dans la démonstration des homologies. Etant en général très indéterminée, idéale, schématique, par conséquent vaguement dessinée dans les organes, elle ne saurait suffire pour caractériser les homologies, et celles qu'elle indique ne doivent être tenues pour exactes que lorsqu'elles ont été confirmées par les connexions. Il est facile de le démontrer par quelques exemples :

Si l'on compare le radius au tibia, on peut aisément lui trouver la même forme; ils sont conformés sur le même type, ils sont homotypes, et cependant ils ne sont pas homologues. L'homologie du radius, c'est le péroné, parce que ces deux os, outre la ressemblance de forme, ont encore les mêmes connexions. Autre exemple : le troisième métacarpien est homotype des autres métacarpiens et de tous les métatarsiens, mais il n'est homologue que du deuxième métatarsien, lequel présente au pied les mêmes connexions qu'il a lui-même à la main. Ainsi deux organes homologues sont toujours homotypes, mais deux organes homotypes ne sont pas toujours homologues.

B. *Connexions*. — Le principe des connexions est
le guide le plus sûr pour découvrir les homologies :
il représente en même temps le véritable criterium
qui les confirme, et embrasse dans son étendue tous
les rapports de condescence, de continuité ou de
contiguïté des organes entre eux. Dans son mémoire
de 1863, M. Foltz a beaucoup insisté sur l'importance
de caractère, qu'il a méthodiquement appliqué à la
recherche des homologues. Geoffroy Saint-Hilaire
avait fondé le principe des connexions et avait adopté
ce puissant moyen à la recherche des *analogues*, pour
la démonstration de l'unité de composition organique. Ces idées fécondes sont également applicables à
la détermination des *homologues*. Si quelque chose
doit surprendre, c'est que, sauf M. Foltz, personne
n'ait songé à s'en servir, du moins d'une manière
suivie, pour ce genre de recherches en général et pour
le parallèle des membres en particulier. Les connexions sont, en effet, l'élément le plus constant de la
composition organique. Geoffroy Saint-Hilaire a
proclamé *le principe des connexions* comme le meilleur instrument pour les recherches d'anatomie
comparée, ce qui est également vrai pour l'anatomie
homologique. Le même savant a dit aussi : « Un organe est plutôt altéré, atrophié, anéanti, que trans-
posé (1). »

Cette loi est encore aussi certaine pour l'anatomie
homologique que pour l'anatomie comparée ordinaire. Ainsi le fémur a les mêmes connexions avec la

---

1. *Philosophie anatomique*. Paris, 1818. — T. IV, Discours
préliminaire, p. XXX.

hanche et la jambe, que l'humérus avec l'épaule et l'avant-bras. Le principe des connexions guide sûrement à travers les innombrables variétés de forme, de volume, de nombre, de fonction, et il démontre que les rapports seuls sont invariables.

C. *Symétrie*. — Elle suppose deux objets semblables placées en sens inverse de chaque côté d'un plan médian réel ou fictif. Les organes impairs formés de deux moitiés semblables, et les organes pairs opposés l'un à l'autre sont symétriques. La symétrie est donc une opposition ou une position en sens inverse.

En résumé, lorsque deux organes de même système présentent la même forme typique, les mêmes connexions et une disposition en sens inverse, c'est-à-dire symétrique, nous les nommons homologues.

II. — Les organes mis en parallèle doivent appartenir au même système organique : ainsi les os seront comparés aux os, les muscles aux muscles, etc... On peut cependant établir une homologie entre deux organes de système voisin, par exemple on peut retrouver l'homologie d'un os, dans un cartilage ou dans un tégument.

III. — Il ne faut pas conclure de la ressemblance homologique ou organique à la ressemblance physiologique ou fonctionnelle. Les termes homologie et homotypie sont des expressions anatomiques, applicables seulement aux parties du corps et nullement à leurs actes. Toutefois, les organes homologues appartenant au même système organique, ont nécessairement les propriétés de ce système et leurs usages, bien que différents, ont une certaine corrélation.

IV. — Pour découvrir les homologues, il faut encore s'aider des anomalies, du développement et de l'anatomie comparée.

Procédés comparatifs : 1º *Anomalies*. — L'anomalie, lorsqu'on la rencontre, constitue un excellent procédé de démonstration des homologues. Elle montre, dans un grand nombre de cas, des homologies de fait, c'est-à-dire un retour au type modifié et voilé par les fonctions. Elle offre, pour ainsi dire, une démonstration directe, ou plutôt c'est l'homologie prise sur le fait. En d'autres termes, c'est un retour à l'identité altérée pour les différences fonctionnelles. On comprendra facilement cette vérité, en considérant qu'une anomalie ou une variété anatomique, n'est généralement que la répétition accidentelle au pôle supérieur d'un état régulier du pôle inférieur, et réciproquement. Nous citerons des exemples multipliés pour établir que les variétés et les anomalies de l'organisation ne sont pas des phénomènes irréguliers, n'obéissant à aucune loi. Au contraire, elles présentent des types parfaitement déterminés et dont un grand nombre se répètent si souvent, qu'on est obligé d'y reconnaître des dispositions régulières, et qu'il est souvent impossible de n'y pas voir un état normal. Celui-ci n'est au fond qu'une vérité plus commune que les dispositions appelées anomalies. Il est la règle ou l'état normal, et celles-ci sont l'exception ou l'anomalie. Ainsi, l'artère humérale simple est la règle, et l'humérable double est l'anomalie.

Ces distinctions s'effaceront de plus en plus à mesure que nous avancerons dans la connaissance des lois de l'organisation. Tout en restant bien éloigné

d'accepter toutes les conséquences que Darwin tire
de la variation des organes pour la formation des espèces, on doit reconnaître que l'étude de cette variation s'impose au double point de vue de la théorie et
de la pratique médico-chirurgicale.

On remarque des variétés aussi fréquentes et même
plus fréquentes que l'état soi-disant normal. Ainsi,
l'observation établit que l'extenseur propre du gros
orteil a plus souvent deux tendons qu'un seul, contrairement aux descriptions classiques de ce muscle (1).

Il y a plus : un organe peut se présenter sous trois
ou quatre formes distinctes, comme il arrive pour
l'arcade palmaire superficielle. Quel est ici l'état normal ? Ne pouvant plus être une réalité concrète, car
on ne saurait la représenter par l'une quelconque des
variétés donnant le tiers ou le quart des formes réelles, il devient une abstraction capable d'embrasser
les formes diverses sous lesquelles l'organe apparaît.
En définitive, il n'y a ici que des variétés et des anomalies confondues dans un même type, qui est l'état
normal.

On voit donc s'il y a lieu de regretter que les auteurs d'anatomie descriptive, en France surtout,
accordent si peu d'attention aux anomalies, dont ils
ne parlent que comme de faits rares, exceptionnels
et sans loi explicative, en leur consacrant une place

(1) Voir une statistique sur la dichotomicie ou l'unité du muscle extenseur propre du gros orteil, de laquelle il résulte que
la bifurcation est la règle. Communication de M. Charcat.
(*Bulletin de la Société des confér. anat. de Lyon*, n° 2, page 10).

si minime dans leurs livres... C'est une immense
lacune, que tous les anatomistes doivent s'attacher à
combler. Quand les statistiques auront mieux fait connaître les variations anatomiques, on procédera à la
recherche de leurs causes et à leurs théories : on dis-
tinguera mieux la simple variété, plus rapprochée du
type, de l'anomalie, qui s'en écarte davantage ; on
cherchera si une disposition donnée est un perfec-
tionnement, une dégénérescence, un atavisme, un
retour à l'homologie selon l'une des trois qualités de
l'économie, etc......, puis on en fera ressortir les
applications pratiques pour la médecine et la chirur-
gie.

2° *Développement*. — Le développement des organes est un moyen accessoire mais parfois utile dans
les recherches homologiques. En montrant les organes sous des valeurs et des formes diverses, il permet souvent d'en mieux saisir les similitudes. Des
organes réunis chez l'adulte sont séparés chez l'embryon et réciproquement.

3° *Analogues*. — L'anatomie comparée présente
parfois les organes, chez les animaux, sous des aspects plus rapprochés du type et donne ainsi la clef
de leur homologie. Étant la science des analogues et
des rapports de similitude entre les divers animaux,
elle peut éclairer la science des homologues ou des
rapports de similitude entre les diverses parties d'un
même animal. L'analogie n'est pas une démonstration, mais elle rend plus frappante une homologie
obscure. Comme il importe de bien s'entendre sur
les mots, ceux d'*homologie*, de *symétrie* et de *qualité*
sont à peu près synonymes. Toutefois, à l'expression

de *symétrie bipolaire*, M. Foltz, préfère celle de dualité polaire, comme exprimant mieux l'existence de deux organes semblables et opposés. Il faut toujours se souvenir que l'homologie est une expression applicable aux organes matériels et non à leurs actes.

Outre l'imperfection des méthodes employées pour établir l'anatomie homologique, une seconde cause, qui a retardé la solution du problème, c'est qu'on n'a pas distingué nettement les deux aspects, le *symétrique* et le *direct*, sous lesquels se révèle à nous l'unité de composition.

Prenons pour exemple le type des membres. Si l'on compare deux membres d'un même côté, comme les deux membres thoraciques entre eux, ou le membre thoracique droit avec le membre pelvien droit, on a l'*homologie symétrique*, c'est-à-dire que les parties homologues sont rangées symétriquement de chaque côté d'un plan médian. Quand, à la manière de Vicq-d'Azyr, on compare deux membres de côtés opposés ou en diagonale, comme le membre thoracique droit avec le membre pelvien gauche, on obtient l'*homologie directe*, c'est-à-dire que les parties homologues sont dirigées du même côté et se confondent par la superposition jusqu'à la similitude la plus évidente.

En 1774, Vicq-d'Azyr entrevit l'importante distinction de l'*homologie symétrique* et *de la directe*, lorsqu'il trouvait, par une inspiration de génie, l'homologie qui résulte de la comparaison d'un membre thoracique avec le membre abdominal opposé, en même temps qu'il constatait la disposition « en sens inverse » de certaines parties des membres du même côté.

L'homologie symétrique se subdivise elle-même en homologie bilatérale, en homologie bipolaire et en homologie antéro-postérieure ou dorso-ventrale, ou encore dorso-palmaire. Ce triple point de vue de l'homologie est la conséquence de ce fait, que l'économie animale peut-être divisée en six parties homologues par trois plans médians, qui se coupent perpendiculairement à l'ombilic : l'un, antéro-postérieur, le partage en deux *moitiés* latérales symétriques, la *droite* et la *gauche* ; l'autre, transversal et horizontal, la divise en deux *tronçons* symétriques, l'avant-train, autrement dit le *pôle inférieur* ou *coccygien* et le *pôle supérieur* ou *céphalique* ; le troisième plan, perpendiculaire au précédent, divise le corps en deux *moitiés* également symétriques, la moitié *postérieure* ou *dorsale*, et la moitié *antérieure* ou *ventrale*. A cette dualité triple correspond une triple symétrie.

Une condition capitale de la démonstration des homologies, c'est qu'il faut tenir compte de la triple symétrie dont l'économie animale porte l'empreinte certaine. L'une, la *symétrie latérale*, formée par le plan médian qui sépare le côté droit du côté gauche, a été connue de tout temps, sur la foi de Bichat ; elle n'était admise que pour les organes de relation. Ce sont les belles observations de Serres, qui ont démontré son existence dans les organes de nutrition qui semblaient le plus s'en écarter. Il est une autre symétrie, celle qui est formée par l'analogie entre la région antérieure et la région postérieure de l'organisme : *symétrie dorso-ventrale*. Enfin, il y a encore celle que l'on peut appeler symétrie *céphalo-coccy-*

gienne ou *bipolaire*. Elle est constituée par un plan transversal qui joint le huitième disque intervertébral dorsal à l'ombilic et qui divise le corps en deux tronçons homologues, le tronçon coccygien et le tronçon céphalique. Celle-ci avait échappé complétement aux anciens anatomistes. Parmi les modernes, Vicq-d'Azyr est le premier qui l'ait entrevue, dans son beau travail sur le parallèle des membres. Après lui quelques rares savants l'ont notée d'une manière plus accentuée, mais sans en donner une démonstration suffisante. Aujourd'hui elle est encore si peu connue, que les livres classiques n'en font aucune mention. Cependant elle existe aussi positivement que la symétrie latérale. On arrivera à la démontrer complètement en tenant compte du développement excessif de certains organes et de l'atrophie de certains autres. Voici deux lois qu'il faut avoir toujours présentes à l'esprit :

1° Il n'est point d'organe qui ne ressente les effets de la triple symétrie.

2° L'homologie est *symétrique* dans les membres des organes quelconques d'un même côté ou d'un même train, et *directe* dans les membres ou les organes quelconques situés en diagonale, ou de côtés et de trains opposés.

« Ce qui consacrera, en quelque sorte, la haute valeur des études homologiques, c'est la *nomenclature* qu'elles appellent et qui, en se basant sur les ressemblances, abrégera considérablement l'étude de l'anatomie descriptive. » (E. Foltz, *Mémoire inédit.*)

Nous n'avons pas la prétention de traiter complétement un sujet aussi vaste que celui de la dualité de l'organisme dans les trois dimensions. Nous nous proposons seulement de résumer, dans une série de chapitres, quelques-unes des idées les plus importantes qui s'y rattachent, et spécialement les principes de M. Foltz, qui ont réalisé de véritables progrès. Nous terminerons par une étude aussi approfondie que possible sur la dualité polaire des organes splanchniques.

Quand on a bien compris toutes ces considérations générales, on peut procéder, d'après la méthode indiquée, à l'inventaire des parties homologues et à leur démonstration.

« Pratiquement, dit M. Foltz *(Mémoire de 1863*, page 52), je prends un élément d'organe, un os, l'omoplate droite, par exemple ; je la compare à l'os coxal droit, et je cherche dans l'un et dans l'autre les parties homologues qui doivent être disposées symétriquement, par rapport à un plan médian interposé à ces deux os. Je contrôle cette opération en comparant l'omoplate droite renversée au coxal gauche, comme faisait Vicq-d'Azyr, et comme lui j'obtiens l'homologie directe. Chaque os de même comparé à son homologue présumé de l'autre membre, et examiné successivement au point de vue de connexions de sa forme, de son développement, de ses analogues dans la série animale, et de ses anomalies. Ce travail, qui semble compliqué, est cependant très facile, et peut seul conduire aux véritables homologies. »

Il serait inutile d'insister longuement sur l'importance de l'anatomie homologique. Aussi ne ferons-nous qu'indiquer ses principaux avantages : 1° elle constitue un plan d'études anatomiques capable de les faciliter et de les abréger : l'anatomie du pôle inférieur étant connue, celle du pôle supérieur n'est plus qu'une étude comparative, ce qui constitue une mnémotechnie d'autant plus efficace, que ce procédé, basé sur des rapports naturels, n'a pas les inconvénients des moyens artificiels ; 2° elle donne le pourquoi et le comment d'une foule de détails anatomiques, de particularités singulières ou bizarres qui, sans elles, resteraient à l'état d'énigmes indéchiffrables : par exemple, elle explique pourquoi l'axe de la main passe par le médius, et celui du pied par le second orteil ; pourquoi le petit doigt a un extenseur propre ; pourquoi le fléchisseur sublime a des faisceaux digastriques ; elle explique la contorsion des fibres du grand pectoral et la duplicature de son tendon, etc., etc. ... ; 3° elle donne la raison d'une foule d'anomalies et de variétés anatomiques, qui ne sont que des homologies plus complètes ; 4° Au point de vue physiologique, l'homologie présente un grand intérêt : elle montre qu'un même organe se plie dans des parties diverses à des usages très différents ; elle initie aux ingénieux procédés à l'aide desquels il se transforme sans devenir méconnaissable ; elle fait assister aux changements de forme, de volume, de disposition, qu'il subit pour s'accommoder à de nouvelles fonctions ; 5° enfin, l'homologie peut conduire à des applications pratiques d'une importance réelle ; ce sont les conclusions du mémoire de M. Foltz, sur la qualité de l'artère humérale.

CHAPITRE III

Dualité antéro-postérieure (1).

Malgré l'intérêt qui s'attache à l'étude de la *dualité antéro-postérieure*, ou *dorso-ventrale*, ou encore *dorso-palmaire*, nous ne pourrons que l'effleurer ici (2).

Passons d'abord en revue quelques faits probants ; nous terminerons en montrant comment les anomalies de l'artère humérale s'y rattachent.

Le sternum, d'après Michel, qui en parle le premier, est une colonne vertébrale antérieure incomplète : il a la même structure, le même mode de développement que la colonne vertébrale, et présente une disposition analogue.

(1) Meckel, continuant la pensée de Vicq-d'Azyr, est le premier anatomiste qui parle d'analogie entre la face antérieure et la postérieure du corps. Il a été à peine suivi dans cette voie, qui non seulement est logique, mais féconde. Valentin, Huschke et Malgaigne, sont à peu près les seuls auteurs qui parlent de cette symétrie, et encore ce qu'ils en disent est peu de chose ou l'impression d'un doute.

(2) La grande loi anatomique de la symétrie antéro-postérieure a occupé, aux États-Unis, les professeurs Jeffries Wymawet, Burt G., Wilsder. Elle est l'objet de quelques allusions évidentes contenues dans la physio-philosophie d'Oken.

On constate que la symétrie existe entre les muscles du dos et ceux de la face antérieure du tronc. En général, les muscles extenseurs répondent aux muscles fléchisseurs, surtout dans les membres. On trouve quelquefois trois chefs au *biceps huméral*, et ce genre d'anomalie est un exemple à l'appui de la théorie de l'homologie antéro-postérieure.

Le médiastin antérieur répond au médiastin postérieur. L'artère épigastrique et la mammaire interne constituent une véritable aorte antérieure. Or, l'aorte ne pouvant pas être subordonnée à ses branches, cela explique pourquoi l'artère épigastrique, qui donne si souvent naissance à l'obturatrice, n'en provient jamais ; pourquoi la mammaire interne, homologue polaire de l'épigastrique, ne provient jamais non plus des intercostales qu'elle émet.

M. Foltz a longuement discuté, dans son *Mémoire* de 1863, les variétés d'origine de l'obturatrice, qui naît de l'épigastrique ou de la crurale, chez l'homme vingt-trois fois, et chez la femme environ trente-huit fois sur cent, d'après la statistique de G. Cloquet, ce qui donne, pour les deux sexes, trente pour cent ou près du tiers. La raison homologique étant la cause générale ou prédisposante des variétés d'origine de l'obturatrice, il faut chercher dans la raison physiologique la cause particulière ou déterminante de leur fréquence relative. Si l'obturatrice naît de l'épigrastique plus souvent chez la femme que chez l'homme, ce fait doit tenir au développement plus considérable des mamelles et du ventre chez la femme.

L'étude des anomalies de l'artère humérale a conduit M. Foltz à montrer un des faits les plus intéressants de la dualité dorso-palmaire.

Il y a une humérale *droite* et une *gauche* ; une humérale *supérieure* et une *inférieure*, qui porte le nom de *fémorale* ; enfin on constate fréquemment une humérale *antérieure* et une humérale *postérieure*, ces deux vaisseaux se rencontrent fréquemment, puisqu'il est constaté que cette dichotomie affecte près d'un sujet sur trois, soit, d'après la statistique de M. Foltz, sur trois, cinq. La théorie de la dualité antéro-postérieure est la seule qui explique toutes les particularités d'une anomalie si remarquable à tous les points de vue. L'humérale antérieure fournit la radiale ou la cubitale, ou toutes les deux ; elle ne donne jamais l'intérosseuse ; l'humérale postérieure donne toujours naissance au tronc d'où partent les deux intérosseuses, qu'on nommerait justement *radiale* et *cubitale postérieures*. Les deux humérales ne sont pas plus normales l'une que l'autre; ce n'est pas une artère qui se surajoute à une autre, mais une artère qui se divise ; ce n'est pas une duplication, mais un dédoublement. M. Foltz a fait voir comment la dualité antéro-postérieure s'affirme à l'artère humérale ; mais en outre la même opposition symétrique se présente dans toute l'étendue du système artériel, du membre supérieur à l'épaule, au bras, à l'avant-bras et à la main. Les troncs artériels et leurs branches se partagent en deux moitiés semblables, l'une antérieure ou palmaire, l'autre postérieure ou dorsale : la duplicité accidentelle de l'artère humérale constitue une des notes dominantes de cet accord parfait.

Dans cet ordre d'idées, nous signalerons encore la

disposition remarquable de l'artère sous-clavière qui est l'artère de l'épaule et qui s'étend jusqu'à l'articulation scapulo-humérale, où l'artère humérale lui succède immédiatement ; car on peut supprimer la dénomination tout à fait superflue d'artère *axillaire*. Or, la sous-clavière participe souvent dans une partie de son étendue au dédoublement de l'humérale. En outre, elle envoie à l'épaule six branches disposées symétriquement deux à deux, de manière à former trois paires artérielles, semblables aux paires intercostales qui naissent de chaque côté de l'aorte, avec cette différence que les paires scapulaires appartenant à la dualité antéro-postérieure, sont dirigées d'avant en arrière, tandis que les paires intercostales appartenant à la dualité latérale sont disposées transversalement.

Voici le tableau des six branches précitées :

BRANCHES POSTÉRIEURES.	BRANCHES ANTÉRIEURES.
1re paire. — Scapulaire postérieure.	Thoracique supérieure.
2e paire. — Scapulaire supérieure.	Thoracique acromiale.
3e paire. — Scapulaire inférieure.	Thoracique inférieure.

Les recherches tournées vers l'étude de la dualité antéro-postérieure font découvrir des faits utiles pour l'éclaircissement des théories et des conséquences pratiques éminemment profitables, pour assurer le succès des applications médico-chirurgicales. Qu'on lise le mémoire de M. Foltz sur l'anomalie par dualité de l'artère humérale, et l'on admirera l'ample moisson de remarques qu'a fait obtenir l'étude approfondie de cette dérivation de la dualité antéro-posté-

rieure, dans laquelle l'artère humérale se dédouble
en humérale antérieure et en humérale postérieure,
tandis que l'unité en est l'état normal (1).

(1). E. Foltz. *Anomalie par dualité de l'artère humérale.* Lyon
1872, in-8° de 14 pages, avec figure. (Extrait du *Lyon médical).* Voyez aussi la suite de ce travail, sous ce titre : *Statistique sur les artères humérales doubles,* par M. Foltz, dans le *Bulletin des conférences anatomiques* (ap. citat., n° 2, p. 17 et 21).
Quand on voudra consacrer de bonnes figures à faciliter la
compréhension de l'anatomie homologique, il faudra dessiner
plusieurs pièces importantes, dont beaucoup ont été préparées
par M. Foltz, et qui sont mentionnées dans l'ouvrage suivant :
*Catalogue du Musée d'anatomie de l'école préparatoire de mé-
decine et de pharmacie de Lyon,* par M. Foltz, conservateur du
musée. Lyon, 1864. In-12 de 100 p.

CHAPITRE IV

Dualité polaire du squelette.

Nous allons esquisser, par rapport au tronc, la dualité du squelette, du système musculaire des vaisseaux et des nerfs. Ces préliminaires formeront une utile introduction à l'étude des homologies entre les organes splanchniques.

Voici l'homologie du système osseux :

Le squelette, étudié au point de vue de la dualité polaire, se décompose de la manière suivante :

La colonne vertébrale est formée, dans son ensemble, par quatre vertèbres céphaliques, sept cervicales, douze dorsales, cinq lombaires, cinq sacrées et cinq coccygiennes, en tout trente-huit vertèbres, dont dix-neuf appartiennent à la moitié supérieure du squelette et dix-neuf à la moitié inférieure. La ligne de séparation passe antérieurement au niveau de l'ombilic et postérieurement au milieu du disque intervertébral situé entre les huitième et neuvième vertèbres dorsales. Il faut toujours, quand on s'occupe de dualité polaire, avoir présente à l'esprit cette division qui sépare le corps en deux trains, l'un supérieur, l'autre inférieur, lesquels correspondent à l'avant-train et à l'arrière-train des animaux.

De ce qui précède, il résulte que les huitième et neuvième vertèbres dorsales sont homologues l'une de l'autre. La septième dorsale est l'homologue de la dixième dorsale, et ainsi de suite jusqu'à la première vertèbre céphalique ou vertèbre nasale, qui est l'homologue de la cinquième coccygienne, en sorte que les cinq vertèbres coccygiennes répondent aux quatre vertèbres crâniennes et à l'atlas.

En procédant par groupes ou régions, nous voyons que la colonne dorsale répond à la colonne lombaire, la colonne cervicale au sacrum, et la tête au coccyx qui est une *tête avortée.*

Au tronc, le squelette se compose de deux grandes cavités : la thoracique et l'abdominale, homologues l'une de l'autre. Le thorax est formé de la colonne dorsale, des côtes, des cartilages costaux et du sternum. La cavité abdominale est formée de la colonne lombaire, des apophyses costiformes et de la ligne blanche, qui, chez les animaux supérieurs, remplace le sternum abdominal de certains reptiles, tels que les crocodiliens. Les intersections aponévrotiques des muscles droits de l'abdomen sont encore un vestige des cartilages costaux.

La cavité thoracique se prolonge par le col vers la tête, où se dirigent en partie les viscères qu'elle contient.

La cavité abdominale se continue par le détroit inférieur du bassin, qui donne issue en partie aux organes génito-urinaires.

Les os du bassin peuvent être considérés comme une coalescence de plusieurs côtes. Aucun plan médian ne sépare le thorax de l'abdomen, parce que les deux moitiés polaires de l'organisme se pénètrent et se complètent réciproquement, de manière à maintenir son unité.

D'après la théorie qui vient d'être exposée, nous avons dressé le tableau suivant de la dualité du squelette humain.

PAIRES VERTÉBRALES homologues	POLE INFÉRIEUR.	POLE SUPÉRIEUR.
1re	5e vertèbre coccygienne.	1re vertèbre céphalique ou nasale.
2e	4e vertèbre coccygienne.	2e vertèbre céphalique ou frontale.
3e	3e vertèbre coccygienne.	3e vertèbre céphalique ou pariétale.
4e	2e vertèbre coccygienne.	4e vertèbre céphalique ou occipitale.
5e	1re vertèbre coccygienne	1re vertèbre cervicale ou atlas.
6e	5e vertèbre sacrée.	2e vertèbre cervicale ou axis.
7e	4e vertèbre sacrée.	3e vertèbre cervicale.
8e	3e vertèbre sacrée.	4e vertèbre cervicale.
9e	2e vertèbre sacrée.	5e vertèbre cervicale.
10e	1re vertèbre sacrée.	6e vertèbre cervicale.
11e	5e vertèbre lombaire.	7e vertèbre cervicale.
12e	4e vertèbre lombaire.	1re vertèbre dorsale.
13e	3e vertèbre lombaire.	2e vertèbre dorsale.
14e	2e vertèbre lombaire.	3e vertèbre dorsale.
15e	1re vertèbre lombaire.	4e vertèbre dorsale.
16e	12e vertèbre dorsale.	5e vertèbre dorsale.
17e	11e vertèbre dorsale.	6e vertèbre dorsale.
18e	10e vertèbre dorsale.	7e vertèbre dorsale.
19e	9e vertèbre dorsale.	8e vertèbre dorsale.

CHAPITRE V.

Dualité polaire du système musculaire (1).

En nous bornant aux principaux traits, voici la dualité polaire du système musculaire.

A la face postérieure du tronc, nous trouvons d'abord une couche superficielle de muscles larges qui se répondent dans les deux pôles, puis une couche profonde de muscles allongés, qui se répondent également entre eux :

COUCHE SUPERFICIELLE.

POLE INFÉRIEUR.	POLE SUPÉRIEUR.
Grand dorsal.	Trapèze.
Petit dentelé inférieur.	Petit dentelé supérieur.

En étudiant des traités classiques d'anatomie descriptive, on constate que rien n'est plus obscur que la description des muscles de la couche profonde de la face postérieure du tronc. Aussi cette étude ne laisse-t-elle que des détails confus dans la mémoire. Le flambeau de l'homologie vient éclairer, d'une façon très nette, les muscles de cette région.

(1) Sur l'homologie des muscles, des membres pelviens et thoraciques de l'homme, voyez M. Foltz : *Mémoire de 1863.*

Les voici disposés en tableau :

COUCHE PROFONDE.

POLE INFÉRIEUR.	POLE SUPÉRIEUR.
Sacro-lombaire.	Cervical descendant.
Long dorsal.	Transversaire du cou.
Transversaire épineux.	Demi-épineux.

Les trois muscles du pôle inférieur sont des muscles ascendants, les trois muscles du pôle supérieur sont des muscles descendants, ceux-ci vont à la rencontre de ceux-là ; ils se pénètrent réciproquement en empiétant sur le pôle opposé.

Un dernier muscle, l'épino-épineux, est véritablement singulier par ses attaches. Il vient des apophyses épineuses lombaires et retourne aux apophyses épineuses dorsales, en formant avec celui du côté opposé un ovale, dont les deux centres sont formés par les huitième et neuvième vertèbres dorsales. On voit que ce muscle exceptionnel indique, par sa structure vraiment unique en son genre, le plan virtuel de séparation des deux pôles de l'organisme humain. Le muscle épino-épineux existe constamment ; mais les auteurs le décrivent comme partie intégrante du muscle *long-dorsal*, dont il formerait les faisceaux internes ou épineux. Il naît des apophyses épineuses lombaires et même des douzième, onzième, dixième vertèbres dorsales, par des bandelettes aponérotiques, qui tiennent à l'aponévrose comme des muscles spéciaux, et ses fibres charnues retournent aux apophyses épineuses des vertèbres dorsales, de la septième aux premières.

(Voyez Cruvellhier, M. Sappey, MM. Beaunis et
Bouchard, M. Fort, etc.....)

La demi-épineuse commence à l'apophyse épineuse
de la deuxième vertèbre cervicale, aux apophyses
épineuses des vertèbres cervicales suivantes et même
des dorsales. Il se porte, d'autre part, aux apophyses
transverses des vertèbres situées au-dessous. Les faisceaux descendent ; ceux de son homologue, le *trans-
versaire-épineux*, montent et se confondent avec
eux.

A la face antérieure du tronc, nous trouvons, au
thorax et à l'abdomen, trois couches de muscles qui
se correspondent :

Grand oblique.	Grand dentelé.
Petit oblique	Intercostaux externes.
Transverse.	Intercostaux internes.

Le muscle grand droit a pour analogue un muscle
anormal, le muscle pré-sternal (1).

S'il y a au cou et à la tête des muscles qui n'existent
pas au pôle inférieur, c'est qu'ils sont avortés comme
le coccyx. On peut d'ailleurs comparer les muscles
du périnée et des bourses à plusieurs de la face et du
cou.

(1) Il y a, entre les observations connues des muscles pré-
sternaux, deux observations, l'une par M. Roux (p. 20), l'autre par M. Pasquet (p. 22), dans le secret du *Bulletin de la
Société des confér. anatom.*

CHAPITRE VI.

Dualité polaire des systèmes vasculaires (1).

Voici quelques vues sur l'homologie supéro-inférieure des systèmes vasculaires.

Le système vasculaire sus-draphragmatique répond d'une manière générale au système vasculaire sous-draphragmatique. En passant en revue les systèmes artériel, veineux et lymphatique, on pourrait dresser un tableau intéressant de toutes ces homologies.

D'une manière générale, le tronc brachio-céphalique répond à l'iliaque primitive, le tronc de la carotide primitive à celui de l'iliaque interne, et le tronc de la sous-clavière à celui de l'iliaque externe.

L'aorte thoracique répond à l'aorte abdominale.

La veine cave inférieure répond à la veine cave supérieure.

Il est admis par tous les anatomistes qu'il existe un cœur droit ou veineux et un cœur gauche ou artériel : la dualité latérale du cœur n'est donc pas contestable. Mais une dualité supéro-inférieure est moins facile à établir, et l'élucidation complète de ce point

(1) Sur l'homologie des artères des membres pelviens et thoraciques de l'homme. Voyez M. Foltz : *Mémoire de 1863.*

est encore dans les *desiderata* de la science. Faut-il voir, comme l'a pensé M. Foltz, un cœur supérieur dans l'oreillette et un cœur inférieur dans le ventricule, ou bien peut-on supposer l'avortement d'un cœur inférieur ? Ce sont des hypothèses à discuter.

M..Foltz a pensé également que la dualité antéro-postérieure du cœur pouvait s'accuser par la présence de l'auricule en avant et de l'oreillette proprement dite en arrière. C'est encore une question réservée à l'avenir. Il résulterait de là que les organes centraux, comme le cœur, présenteraient en eux-mêmes la triple dualité. Le foie, organe central aussi, a la dualité latérale bien accusée par ses deux lobes, et la dualité antéro-postérieure par les éminences porte antérieure et postérieure.

CHAPITRE VII.

Dualité polaire du système nerveux (1).

Dans la polarité nerveuse, le plexus sacré est l'homologue du plexus brachial. Les 3e, 4e, 5e et 6e paires sacrées doivent être considérées comme les homologues rudimentaires ou atrophiés des quatre premières paires cervicales et des douze paires crâniennes. D'après cela, voici comment on peut figurer la dualité du système nerveux :

POLE INFÉRIEUR	POLE SUPÉRIEUR
—	—
9e paire dorsale.	8e paire dorsale.
10e paire dorsale.	7e paire dorsale.
11e paire dorsale.	6e paire dorsale.
12e paire dorsale.	5e paire dorsale.
1e paire lombaire.	4e paire dorsale.
2e paire lombaire.	3e paire dorsale.
3e paire lombaire.	2e paire dorsale.
4e paire lombaire.	1e paire dorsale.
5e paire lombaire.	8e paire cervicale.
1e paire sacrée.	7e paire cervicale.
2e paire sacrée.	6e paire cervicale.
3e paire sacrée.	5e paire cervicale.

(1) Sur l'homologie des nerfs des membres pelviens et thoraciques de l'homme. Voyez M. Foltz : *Mémoire de 1863.*

4ᵉ paire sacrée. 5ᵉ paire sacrée. 6ᵉ paire sacrée.	Les quatre dernières paires sacrées répondent aux quatre premières cervicales et aux douze crâniennes.

Le centre génito-spinal de la moelle répond au centre cilio-spinal. Le cerveau n'a pas d'homologue au pôle inférieur, il est avorté comme le crâne.

Dans l'*Encyclopédie anatomique*, Valentin parle implicitement de la dualité polaire du système nerveux, lorsqu'il signale l'opposition entre les nerfs crâniens et les nerfs rachidiens et surtout les analogies entre les portions céphalique et sacrée du grand sympathique.

Le grand sympathique se trouve en rapport en haut avec la glande pituitaire, et en bas avec la glande coccygienne, organe arrondi, de deux millimètres environ, situé en avant de la pointe du coccyx, découvert et décrit par Luschkn, en 1859. Pour certains anatomistes, la glande coccygienne, ne serait qu'un plexus vasculaire ; mais, d'après le mémoire de Luschkn, résumé dans la *Gazette-médicale de Paris* (1861, p. 410), ce serait une glande vasculaire sanguine riche en nerfs du grand sympathique (1).

(1) La glande coccygienne rappelle surtout par sa structure celle du ganglion inter-carotidien, renflement du grand sympathique situé sur la bifurcation de la carotide primitive et dont la découverte appartient à Arnold. Ces deux glandes ayant une structure analogue, ont donné lieu aux mêmes dissentiments entre les histologistes. Ils font partie d'un groupe d'organes particuliers situés aux extrémités et sur le trajet du grand sympathique : glande pituitaire, glande intercarotidienne, capsules surrénales, glande coccygienne. Voyez : Reichert's und Du Bois. — Raymond's Archin., 1862, p. 405.

CHAPITRE VIII.

Homologie des membres pelviens et thoraciques de l'homme,
d'après la théorie du pouce binaire et homologue des deux
derniers orteils (1).

Vicq-d'Azyr a, le premier, institué cette nouvelle
anatomie comparée qui met en parallèle, non des individus différents, mais les divers organes d'un même
individu, pour en tirer des ressemblances et créer des
types. C'est un nouveau monde que ce grand anatomiste a découvert. Ne voulant pas se borner à en tra-
cer la route, il en commença l'exploration. Choisis-
sant les membres comme sujet de démonstration, il
rechercha les rapports, c'est-à-dire les ressemblances
qui existent dans leurs usages et leur structure. La
méthode employée dans son célèbre mémoire de 1774,

(1) Nous ne pouvons mieux exposer ce sujet qu'en résumant le mémoire que lui a consacré M. le prof. Foltz, et dont
nous empruntons généralement les propres expressions : Association française pour l'avancement des sciences. Congrès de
Lyon, 1873, séance du 22 août. — *Comparaison de la main et
du pied, suivant l'homologie du pouce avec les deux derniers
orteils,* par le Dr Foltz. Lyon. 1874, in-8° avec figures. — Voyez
aussi le mémoire du même sur l'*Homologie des membres,* dans
le journal de la *Physiologie de l'homme et des animaux,* publié
par le Dr Brown. — Ségnard, 1863, n°s 21 et 23.

consiste à mettre en parallèle les os du membre supérieur avec ceux du membre inférieur, les muscles
avec les muscles, etc., et à les comparer au triple
point de vue de la forme, des connexions et de la
symétrie. Il arrive ainsi à constater des similitudes
surprenantes entre les organes, qui diffèrent le plus
en apparence ; mais il laisse à d'autres le soin de
pousser cette étude jusqu'à sa dernière conséquence,
plus étonnante encore, qui est la dualité de *l'organisme dans les trois dimensions.*

Vicq-d'Azyr a insisté sur la ressemblance de forme ;
Meckel a fait ressortir l'idée de symétrie (2). M. Foltz
a, surtout, appuyé sur l'idée des connexions, en montrant que le principe des connexions, proclamé par
Geoffroy Saint-Hilaire comme le meilleur instrument pour les recherches d'anatomie comparée, est
aussi le meilleur guide pour celles d'anatomie homologique. En prouvant que la symétrie latérale est une
véritable dualité d'organes, Serres a rendu également
un service signalé à cette science.

Il est un petit coin qui a été minutieusement ex-
ploré ; c'est pour ainsi dire l'entrée naturelle de ce
nouveau continent : c'est la comparaison de la main
et du pied, dont l'identité de type était déjà formulée
par l'adage antique : *pes altera manus.* La ressemblance de ces deux organes semble, en effet, le che-
min le plus naturel pour gagner cette terre, encore si
peu connue. Vu de loin, l'abord en paraît facile, mais
à mesure qu'on s'en approche, il se dresse entouré

(2) Meckel. *Manuel d'anatomie,* traduit par Jourdan et Breschet ; t. I, p. 27 et suiv.

de pics qui ont défié ses plus hardis explorateurs. M. Foltz a pu cependant trouver le passage et l'indiquer dans son mémoire de 1863 ; mais il l'a aplani et rendu praticable par ses travaux ultérieurs, dont il a présenté le résumé dans la dissertation dont ce chapitre est, en quelque sorte, le sommaire.

La comparaison des deux segments terminaux des membres a suscité de nombreuses hypothèses qu'il serait bon et fastudieux d'exposer en détail. Elles peuvent toutes être ramenées à l'une des trois formules suivantes :

1º Le pouce est l'homologue du gros orteil ;

2º Le pouce est l'homologue du petit orteil ;

3º Le pouce est l'homologue des deux derniers orteils.

M. Foltz démontre successivement que la première formule est complètement fausse, que la deuxième est erronée, et que la troisième seule remplit les conditions de forme, de connexions et de symétrie nécessaires pour caractériser les homologues.

I. — FORMULE DU POUCE HOMOLOGUE DU GROS ORTEIL. — La formule qui compare le pouce au premier doigt ou gros orteil, s'appuie sur l'autorité des noms suivants : Vicq-d'Azyr, Meckel, Blainville, Bourgery, Cruveilhier, Gerdy, Flourens, Giraud-Teulon, Martins, Sappey, etc. Cependant elle n'est basée que sur une ressemblance de forme tenant à l'analogie des fonctions, mais qui ne peut satisfaire à deux conditions homologiques : le principe des connexions et la loi de symétrie. On peut le démontrer brièvement. Vicq-d'Azyr et MM. Sappey, après avoir constaté avec raison que le péroné est l'homogue du radius, assimilent le scaphoïde du pied au scaphoïde de la main. Or, le premier est placé sur le bord interne du torse, et n'a aucune connexion avec le péroné, tandis que le second est sur le bord externe du carpe et a les plus intimes connexions avec le radius. En outre, le scaphoïde carpien n'a aucune connexion avec le cubitus, tandis que le scaphoïde torsien en a par les ligaments avec le tibia. Il n'y a donc aucun rapport de symétrie ni de connexions entre les deux scaphoïdes ; conséquemment la théorie qui s'appuie sur leur assimilation, est fausse.

II. — Formule du pouce homologue au petit orteil. — Le pouce a été comparé au petit orteil, en France, par Raspail, et aux États-Unis, par Wyman et Burt, G. Wilder, de Boston, qui a consacré de nombreux travaux à cette hypothèse. Elle s'accorde avec la symétrie des parties, mais elle ne satisfait pas aux principes des connexions, qui est le vrai critère de l'anatomie homologique, comme de l'anatomie comparée. Cette formule ne peut expliquer les faits si remarquables de pouces doubles, non plus qu'une foule de dispositions normales du pied et de la main. On verra bientôt que l'axe de la main passe par le deuxième orteil, homologue du médius, et que l'index, en raison de ses conséquences, est l'homologue du troisième orteil, ce qui fait ressortir l'erreur de la formule en question.

III. — Formule du pouce homologue des deux derniers orteils. — La formule complète de la véritable homologie de la main et du pied est celle-ci :

formé de deux propositions connexes, *le pouce est binaire*, c'est-à-dire formé par la coalescence de deux doigts, et *homologue des deux derniers orteils*. Cette théorie, à laquelle le principe des connexions a conduit M. Foltz, a été émise et démontrée par ce professeur dès l'année 1863, et depuis ce temps, aucune objection n'est venue l'ébranler. Dans le mémoire de 1873, dont nous reproduisons la substance, les arguments contenus dans le premier travail et ceux qui ont été recueillis depuis, ou qui étaient épars dans divers recueils, ont été réunis en un seul faisceau, afin que le nombre et la force des preuves accumulés ne laissent dans les esprits aucun doute sur cette importante démonstration. Dans ce but, les os, les muscles, les artères et les nerfs de la main sont comparés successivement à ceux du pied. L'auteur termine par l'exposé d'observations de pouces et de gros orteils doubles, qui sont comme la sanction expérimentale de sa théorie.

Os homologues de la main et du pied. — Afin de comparer la main et le pied, il faut placer le membre inférieur et le membre supérieur dans la même position relative, pour mieux apprécier la forme, les connexions et la symétrie des parties. Si le sujet est mis en position quadrupède, comme les animaux, la main, en supination et renversée, a la paume appuyée sur le sol et les doigts dirigés en arrière, en sens inverse des orteils ; dans la station verticale, le membre supérieur doit être relevé, et la màin, mise en supination et renversée, présentera le paume tournée en haut, et le bout des doigts en avant, pour être en position symétrique avec le pied, dont la plante regarde en bas.

On voit alors la première rangée du carpe répondre à la première rangée du torse, sur laquelle le type a été le plus modifié, et qui, d'après cette théorie, est composée, non de deux os, quoi qu'on le dise partout, mais bien de trois. Le scaphoïde carpien répond au calcaneum ; le sémi-lunaire, à l'astragale, le pyramidal au scaphoïde tarsien. Quant au pisiforme, il répond à la petite apophyse du calcanéum.

La première rangée tarsienne ayant trois os, la seconde est dès lors composée non de cinq os, mais de quatre, comme à la main.

Le trapèze répond au cuboïde ; le trapézoïde, au moyen cunéiforme ; le grand os, au petit cunéiforme, auquel serait soudée la tête de l'astragale ; et l'os crochu, au grand cunéiforme.

On est irrésistiblement conduit à cette assimilation par les rapports de contiguïté articulaire, de continuité ligamenteuse et de soudure osseuse, autrement dit par les connexions.

Le métacarpe et le métatarse ne sont pas moins intéressants à comparer. Le métacarpien a pour homologues les deux derniers métatarsiens, car il est en connexion avec le trapèze, comme les deux autres le sont avec le cuboïde. Au point de vue de la forme, le premier métarcapien, large et trapu, donne l'idée d'un os composé de deux métacarpiens réunis. Il en est de même du premier métatarsien, dont le corps énorme et les extrémités élargies éveillent la pensée d'une combinaison binaire. La symétrie justifie également ce parallèle, car les os les plus externes de la main doivent être comparés aux os les plus externes du pied. Il est vrai que le pouce n'a que deux phalanges, mais les anomalies présentent des pouces divisés en deux doigts à trois phalanges. Constatons, en outre, que le médius est le plus long des doigts, comme son homologue, le second orteil, est le plus long des orteils ; l'un porte l'axe de la main et l'autre l'axe du pied. Nous renvoyons pour les détails aux mémoires mêmes de M. Foltz. Ayant suffisamment démontré la symétrie du système osseux, nous serons plus brefs pour les autres systèmes.

MUSCLES HOMOLOGUES DE LA MAIN ET DU PIED. — Il y a huit muscles interosseux à la main, il y en a également huit au pied. Comme l'a remarqué Cruveilhier, les interosseux de la main sont disposés, de chaque côté de l'axe représenté par le médius, comme ceux du pied sont placés de chaque côté de l'axe représenté par le deuxième orteil. Le premier interosseux dorsal et le premier interosseux palmaire sont des muscles à deux chefs ou binaires, étant formés l'un et l'autre de deux muscles interosseux plus ou moins complètement fusionnés, ce qui s'accorde avec la théorie que le pouce et le gros orteil sont des doigts composés.

La disposition droite et parallèle des tendons des fléchisseurs de la main est plus simple et plus naturelle que l'entre-croisement de ceux du pied d'ou l'on conclut que c'est le pied qui a varié pour s'accommoder au fonctionnement régulier et harmonique des membres.

ARTÈRES HOMOLOGUES DE LA MAIN ET DU PIED. — On sait qu'il existe à la main une *arcade palmaire superficielle*, et une *arcade palmaire profonde*. Tous les anatomistes reconnaissent au pied une *arcade plan-*

taire profonde, mais l'existence d'une *arcade plantaire superficielle*, dont l'origine a été signalée par Meckel, est mise hors de doute par M. Foltz, qui démontre l'existence d'une arcade plantaire superficielle se dirigeant de dedans en dehors, et se terminant ordinairement par une anastomose avec l'artère interosseux du troisième espace. Elle est fournie par la plantaire interne, comme son homologue de la main est fournie par le prolongement de la cubitale. Cette arcade superficielle, en affectant la même direction au pied et à la main, démontre d'une manière péremptoire que le bord interne du pied répond au bord interne de la main. En outre, les deux arcades, la superficielle et la profonde, sont séparées, au pied comme à la main, par le paquet des tendons des fléchisseurs. Ces arguments nouveaux ont une grande valeur.

De plus, les artères métarcapiennes et métatarsiennes, soit palmaires, soit dorsales, du premier espace interosseux de la main ou du pied, sont doubles, les unes toujours, les autres souvent, tandis que celles des autres espaces sont constamment uniques. Ces faits ne trouvent d'explication que dans la théorie de la composition binaire du pouce et du gros orteil.

Nerfs homologues de la main et du pied. — M. Foltz, s'attachant particulièrement à démontrer la ressemblance du bord interne du pied et du bord interne de la main, démontre l'homologie du nerf tibial antérieur et de la branche profonde du nerf radial ou nerf interosseux dorsal.

Parmi les faits confirmatifs, il importe d'insister sur ceux dont la valeur démonstrative est la plus

‑forte. Voici comment M. Foltz lui-même en présente l'analyse (p. 11 et 12) ; « Dans ce résumé, nous partageons les preuves en deux catégories : A. celles qui établissent la ressemblance du côté interne de la main avec le côté interne du pied ; B. celles qui établissent la composition binaire du pouce et du gros orteil.

» A. Les démonstrations qui prouvent la similitude des bords internes du pied et de la main sont, dans l'ordre de leur importance :

» 1° La disposition de l'arcade plantaire superficielle se déroulant de dedans en dehors, comme son homologue l'arcade palmaire superficielle. Cette preuve seule suffirait pour établir l'identité de la partie interne du pied avec la partie interne de la main ;

» 2° La présence du muscle extenseur propre du petit doigt, homologue de l'extenseur propre du gros orteil ;

» 3° Les muscles cubitaux antérieurs et postérieurs, homologues des muscles tibiaux, postérieur et antérieur ;

» 4° La branche profonde du nerf radial s'inclinant vers la partie interne du dos de la main, comme le nerf tibial antérieur sur la partie interne du dos du pied ;

» 5° Le scaphoïde du carpe, homologue du calcanéum, etc., etc. ; il faudrait d'ailleurs tout citer, car si une théorie est vraie pour un détail, elle doit l'être pour tous. Mais j'appelle l'attention des anatomistes particulièrement sur ceux que je viens de mettre en lumière.

» B. La deuxième catégorie de preuves établissant

la composition binaire du pouce et celle du gros orteil, appuie exclusivement ma formule de l'homologie du pouce avec les deux derniers orteils :

» 1° Le premier métacarpien est un os composé
ou virtuellement doublé ;

» 2° Les muscles interosseux, le palmaire et le
dorsal, du premier espace, sont à deux chefs ou doubles ;

» 3° Les artères interosseuses, les dorsales et les
palmaires, du premier espace, sont doubles ;

» 4° Les mêmes dispositions se répètent au pied.
J'en conclus que le pouce et le gros orteil sont des
doigts doubles. Or, comme le bord interne du pied
répond au bord interne de la main, il en résulte que
le gros orteil, comme doigt double, a pour homologue les deux derniers doigts de la main et que le
pouce, double aussi, est l'homologue des deux derniers orteils. »

M. Foltz termine sa démonstration par l'étude des
faits de polydactylie : les observations de pouce et
de gros orteil, doubles ou bifides, ont l'importance
d'une démonstration expérimentale pour la théorie
de la composition binaire du pouce et du gros orteil.
Il résulte de faits bien complètement observés que
les pouces bifides ou doubles sont bien une division
du pouce en deux, et non le surajustement d'un pouce
au pouce normal. La division de la phalangette est
surtout remarquable en ce qu'elle est spéciale au
pouce. « On ne voit jamais la bifurcation de la phalangette des autres doigts comme on observe celle
du pouce. » (Fort. *Des difformités des doigts*, etc.,
p. 87.) Le professeur, après avoir énuméré des faits

de scission complète du pouce, attire fortement l'attention sur la corrélation de naissance qui existe entre le pouce double et le pouce triphalangien. Le premier est la condition préalable et *sine quâ non* du second. Il est sans exemple que le pouce unique d'une main pentadactyle ait présenté trois phalanges. En admettant le dédoublement, il est aisé de comprendre qu'un des deux pouces ait trois phalanges : les deux doigts dont la coalescence forme le pouce normal, conservent, en ne se fusionnant pas, ou en ne se fusionnant qu'en partie, trois pnalanges comme les autres doigts. Ce n'est pas une scission d'un organe déjà formé, mais bien un arrêt de développement qui se produit dans le blastème embryonnaire.

D'autres remarques, qu'il faut voir dans le mémoire original, militent en faveur de cette conclusion que l'anomalie des pouces doubles résulte d'un dédoublement du pouce normal, et que conséquemment le pouce est une coalescence de deux doigts. Les considérations qui viennent d'être indiquées s'appliquent aussi aux gros orteils doubles, qui sont le produit d'une division par laquelle se séparent les éléments dont le gros orteil normal est composé. Voici comment M. Foltz termine son *Mémoire* (p. 20) : « Je conclus, pour terminer cette longue discussion sur l'homologie du pied avec la main, d'une part que l'anatomie normale et la polydactylie démontrent « la composition binaire » du pouce et du gros orteil, et d'autre part que les connexions et la symétrie les assimilent chacun respectivement aux deux derniers doigts du membre correspondant du pôle opposé.

« Je crois avoir conséquemment dénombré cette formule : *Le pouce est binaire et homologue des deux orteils, le gros orteil est binaire et homologue des deux derniers doigts.* Ainsi se trouve résolu le problème de la ressemblance du pied avec la main, qui, depuis 1774, où il a été posé scientifiquement par Vicq-d'Azyr, c'est-à-dire pendant près d'un siècle, a tenu en échec les anatomistes les plus éminents, et a ralenti la marche de l'anatomie descriptive. C'est ma conviction profonde que cette science, engagée dans la voie homologique, commence une ère féconde de progrès et de simplification. »

CHAPITRE IX.

Réfutation des hypothèses sur la torsion de l'humérus.

« L'homologie du fémur et de l'humérus, dit M. Foltz (*Mém.* de 1863, page 57.), est tellement évidente, qu'il serait superflu d'insister sur sa démonstration. Je me bornerai à faire observer que si l'on compare les deux os du même côté, ils sont symétriques dans toute leur étendue, relativement au plan médian qui les sépare. Ainsi, la ligne âpre du fémur est en arrière, la ligne âpre de l'humérus est en avant ; la face antérieure du fémur a pour homologue la face postérieure de l'humérus, le grand et le petit trochanter étant plus rapprochés en arrière, le trochiter et le trochin sont plus rapprochés en avant, etc..... Si l'on compare le fémur droit à l'humérus gauche, même homologie, mais directe. Ces homologies s'établissent donc comme celles de la hanche et de l'épaule. »

M. Ch. Martins a fondé, sur la prétendue torsion de l'humérus une explication qui, selon son auteur, résoudrait toutes les difficultés du problème de l'homologie des membres. Il admet que l'humérus est tordu sur lui-même chez les mammifères, et que chez l'homme cette torsion est d'environ une demie circonférence ou 180 degrés, et que, pour comparer cet os au fémur, il faut préalablement le détordre. Cette opération ramène en effet, l'olécrâne en avant comme la rotule, et le pouce en dedans comme le gros orteil (1).

M. Foltz, objecte avec raison qu'en détordant l'humérus, l'homologie serait *symétrique au-dessus de la torsion et directe au-dessous*, *ce qui est évidemment inadmissible.*

Pour infirmer complètement l'hypothèse de la torsion humérale, il suffit de signaler les erreurs anatomiques sur lesquelles elle repose. Sans doute l'humérus présente de légères torsions, mais il n'est pas tordu sur son axe, et l'on a eu tort de lui attribuer un caractère singulier de conformation qui lui serait propre. Ce n'est pas la seule pièce du squelette qui présente une particularité de ce genre. Le radius, outre ses incurvations, offre encore quelques traces de torsion assez marquées. Le fémur présente certaines torsions chez quelques espèces. Mais l'humérus est bien loin d'offrir la torsion d'environ 180°, que certains anatomistes ont admise avec une précipitation irréfléchie ou par esprit de système. On veut

---

(1) Ch. Martins : Nouvelle comparaison des membres pelviens et thoraciques chez l'homme et les mammifères, déduite de la torsion de l'humérus (*Mém. de l'Acad. des sciences et des lettres de Montpellier*, tome III 1857.)

Nouvelle comparaison des membres pelviens et thoraciques (*Annales des sciences naturelles*, 4ᵉ série, t. VIII, 1857). Mémoire sur l'ostéologie comparée du coude et du genou (Id. t. XVII 1862). Voyez encore : *Bulletins de la société d'anthropologie,* année 1868. page 321.

voir la preuve de cette torsion imaginaire dans une gouttière creusée obliquement sur la partie externe de l'os pour le passage de l'artère humérale profonde, et du nerf radial, dont le trajet en hélice serait une disposition unique dans l'économie. En définitive, pour prouver que la forte torsion dont on parle n'existe pas, il suffirait de signaler la possibilité de suivre le bord antérieur de l'humérus, depuis la coulisse bicipitale où il commence jusqu'à la cavité coronoïde où il finit :

En admettant la torsion de l'humérus, Cruveilher s'est mis en contradiction avec lui-même, puisqu'il nomme ligne âpre, le bord antérieur de l'humérus. Ce bord est droit comme *la ligne âpre* du fémur. *L'humérus ne peut avoir un bord droit et être tordu sur son axe.* C'est une des remarques péremptoires de M. Foltz, à qui nous devons une nouvelle démonstration que l'humérus ne présente pas la torsion qu'on lui suppose. Elle est déduite de la comparaison de cet os avec le fémur :

« Examinez attentivement l'humérus et le fémur : sur le fémur, le grand et le petit trochanter sont beaucoup plus écartés l'un de l'autre, tant en ayant qu'en arrière, où ils sont rejoints par les deux branches de la ligne âpre ; il en est de même du grand et du petit trochanter de l'humérus, qui sont beaucoup plus écartés en arrière qu'en avant, où ils reçoivent les deux lèvres de la coulisse bicipitale, qui est la bifurcation supérieure de la ligne âpre humérale, laquelle constitue le bord antérieur de l'os.

» Aussi c'est en avant, c'est-à-dire du côté de la rotule, que les trochanters sont les plus écartés sur le fémur, C'est sur la face correspondante de l'humérus, c'est-à-dire, en arrière, du même côté que l'olécrâne, que les trochanters de l'humérus sont les plus écartés.

» Par conséquent, toute la partie antérieure du fémur, en bas comme en haut, correspond à la partie postérieure de l'humérus dans toute son étendue. Il ne saurait en être ainsi si l'un des os avait subi une torsion sur son axe. »

Une objection non moins forte que les précédentes se tire du système musculaire. Les muscles biceps et triceps sont rectilignes au bras, comme leurs homologues de la cuisse. Peut-on admettre que l'humérus soit tordu, tandis que les muscles du bras ne le sont pas ?

On peut encore observer que l'artère humérale est en droite ligne, que les nerfs médian et cubital sont droits. Si le nerf radial contourne l'humérus, ce n'est pas qu'il subisse une torsion (surtout de 180°), mais parce qu'il passe de la partie interne à la partie externe de la section postérieure du bras.

Voici encore quelques remarques concluantes :

« Pour échapper à l'objection *que l'humérus ne peut avoir un bord droit et être tordu*, M. Martins a prétendu que la ligne âpre du fémur a pour homologue le bord externe de l'humérus. Cette assertion, indépendamment de ce qu'elle a d'étrange pour un anatomiste, conduit son auteur à réfuter la torsion de 180°. En effet, la ligne âpre aboutit en haut par une bifurcation aux deux trochanters. Or, en conduisant le bord externe de l'humérus en arrière des deux trochanters, on n'a qu'une torsion d'un quart de circonférence ou de 90°. Si, après avoir contourné l'os en arrière, on revient en avant des tubérosités, on a parcouru les trois quarts d'un cercle ou 270°. »

Si l'on compare l'humérus au fémur dans leurs détails, on voit que la ligne âpre se bifurque en haut pour se terminer aux deux trochanters, et en bas pour aboutir aux tubérosités interne et externe qui surmontent les condyles. Cette ligne a donc la forme d'un sablier très allongé. Quel est le bord de l'humérus qui lui correspond ? C'est l'antérieur, lequel se bifurque en haut pour constituer la coulisse bicipitale et aboutir aux trochanters, tandis qu'en bas il se divise en deux branches qui rejoignent les tubérosités interne et externe, autrement dit l'épitrochlée et l'épicondyle. Donc ce n'est pas le bord extérieur de l'humérus, mais son bord antérieur qui répond à la ligne âpre du fémur.

Pour soutenir l'homologie du pouce et du gros orteil, M. Martins signale les singes anthropoïdes, chez lesquels le gros orteil se sépare à des mouvements d'opposition et devient tout à fait pouce. Ce sont là des analogies de forme et de fonction ; mais il est étrange de s'appuyer sur ces considérations radicalement insuffisantes, pour établir une comparaison homologique, tandis qu'on ne s'aperçoit pas que le grand critérium, le principe des connexions, rend tout à fait inadmissible l'assimilation du pouce avec le gros orteil, tandis que ce même principe fait découvrir toutes les preuves désirables que le pouce est binaire et homologue des deux derniers orteils.

Pour ne rien omettre des ouvrages que l'on peut consulter sur l'homologie, nous citerons encore un darwinien des plus avancés, le Dr J.-P. Durand (de Gros), membre de la Société d'anthropologie de Paris (1). Il a lu devant ce corps savant plusieurs travaux dans lesquels, sans être constamment d'accord pour les détails avec M. Martins, il tire tout le parti possible de la prétendue torsion de l'humérus, pour étayer diverses hypothèses transformistes sur la filiation des espèces. L'étude des doctrines de M. Foltz lui fera reconnaître qu'il a pris pour base une supposition sans réalité.

Avant de chercher les variations de la prétendue torsion humérale dans la série des vertébrés, M. Durand aurait dû faire, chez l'homme d'abord, puis chez les animaux, le travail de comparaison que M. Foltz a fait entre les os, les muscles, les artères et les nerfs du bras avec leurs homologues de la cuisse. La question de la torsion humérale est résolue chez l'homme. Aucun anatomiste ne peut encore donner son assentiment à cette erreur, que quelques Sociétés savantes ont patronnée, faute de l'avoir approfondie. Reste à savoir si quelqu'un voudra soutenir cette torsion chez presque tous les animaux vertébrés. C'est une discussion que nous accepterons volontiers, quand on aura donné acte de nos conclusions contre la torsion de l'humérus humain.

(1) La grande objection à la théorie de Lamarck et de Darwin, faite par plusieurs anatomistes impartiaux, est que jusqu'à présent on n'a jamais pu transformer une espèce actuelle en une autre; on n'obtient que des variétés qui retournent à l'espèce d'où elles sont sorties. Pour notre part, nous sommes heureux de publier des arguments nouveaux, qui démontrent que la torsion humérale n'est, pour les systèmes darwiniens, qu'un fondement ruineux.

On est confondu de la facilité avec laquelle des hommes versés dans les études anatomiques, acceptent une assertion sans la vérifier. Qu'on se donne la peine de comparer l'humérus et le fémur dans leurs détails, on verra que la ligne âpre du fémur correspond évidemment au bord antérieur de l'humérus. Ceci est un fait positif. On ne peut sortir de là. Nous défions qui que ce soit de nous faire abandonner ce terrain de l'observation exacte. Il est puéril d'établir de prétendues lois sur la comparaison de l'humérus et du fémur d'une tortue ou d'un animal quelconque, avant d'avoir déterminé la relation homologique des faces, des lignes et des éminences de ces os (1).

Depuis que M. Martins a exposé la torsion de l'humérus dans son mémoire de 1857, Gégenbauer (professeur d'Iéna) s'est avisé de mesurer cette torsion imaginaire, et a cru la trouver de 121° chez l'enfant de huit mois, et de 168° chez l'adulte. Cela diminue déjà l'évaluation de M. Martins, qui affirmait que la torsion est de 180° degrés dans l'homme et les mammifères terrestres ou aquatiques (*Bull. de la Société d'Anthropol.*, année 1868, page 322). Le même déclarait, avec une égale assurance, que cette torsion

(1) Nous nous contentons de réfuter la torsion humérale sans poursuivre tous les corollaires de cette hypothèse. Ceux qui croient que l'humérus a d'abord ramené la main en dedans, en se tordant sur lui-même de 180°, sont obligés de se persuader que la main a repris sa position première et normale en décrivant l'autre moitié de la circonférence, sur un centre pris à la base des cubitus, sans quoi la main eût été en opposition directe avec le pied, conditions des plus désavantageuses pour la locomotion. Quand on adopte une erreur, la succession des suppositions qu'on est forcé d'admettre est indéfinie !

« est générale dans les premières divisions des vertébrés, mammifères, oiseaux, reptiles vivants ou fossiles. » (Id., *loc. citat.*) Il a été réfuté, sur ce point, par M. le Dr Durand (de Gros), qui montre que l'ichtyosaure et le plésiosaure ont l'humérus *tiré de droit fil.* (pages 47, etc.)

M. Martins prétend que l'humérus se tord de plus en plus, en allant du fœtus à l'adulte ; mais comme il soutient que l'humérus est tordu dès son apparition dans l'embryon, on peut exiger de lui qu'il démontre, dans le règne animal, l'existence de torsions *virtuelles*, qui n'aient jamais été *réelles* ou *actuelles*, conditions attribuées par lui à la torsion de l'humérus, que l'on ne voit s'opérer à aucune époque. Nous pensons que les ruptures de l'harmonie structurale ne sont jamais primitives. Si la symétrie est parfois altérée, le processus, suivi par l'évolution de l'être, est toujours un témoignage bien expressif et bien probant de la régularité originelle. C'est ainsi que les phases de l'évolution embryonnaire d'une espèce reproduisent, dans leur ordre successif, les types échelonnés

(1) Chaque fois que la loi de symétrie paraît violée, l'embryogénie nous la montre comme l'état initial. Tous les oiseaux, à l'exception des espèces groupées dans l'ordre des rapaces, n'ont qu'un seul ovaire et qu'un seul oviducte, situés du côté gauche. L'absence des mêmes organes, du côté droit, n'est pas primordiale, car ils existent pendant toute la durée de la période embryonnaire ; mais ils s'atrophient après la naissance, comme Rathke l'a établi dès 1825, en sorte que la duplicité des ovaires et des oviductes chez les oiseaux en question est une anomalie d'une excessive rareté, que M. le Dr A. Puech a rencontrée sur une poule de deux ans, dont il a parlé à l'Académie du Gard, dans la séance du 12 avril 1873.

au-dessous dans la progression naturelle de la série des êtres.

Cette opinion est conforme à la croyance générale des naturalistes. On doit être également persuadé qu'il faut demander à l'embryogénie la solution des infractions apparentes à la loi de symétrie (1). Nous en voyons un bel exemple dans le processus suivi dans l'évolution individuelle, par la difformité caractéristique de la tête des poissons plats pour arriver à se constituer avec les caractères si nombreux qu'elle présente à l'état adulte.

Un fait connu de tout le monde, c'est que chez la sole et le turbot, les deux yeux sont réunis sur un même côté de la tête. Eh bien, M. Steenstrup a démontré, au moyen d'une série d'individus de divers âges, que cette asymétrie n'existe nullement à l'époque de la naissance, et qu'elle s'effectue graduellement par une migration de l'un des yeux passant de la face inférieure à la face supérieure (2).

Quand une fois la vérité est démontrée, la réfutation des erreurs doit être rapide. Ayant suffisamment exposé la théorie du pouce binaire, nous n'avons pas eu beaucoup à faire pour réfuter la torsion de l'humérus ; mais l'examen de cette hypothèse nous a amené à des considérations intéressantes et qui confirment les idées que nous défendons. Au point de

(1) Pour les détails de cette curieuse et importante démonstration, voyez le mémoire du savant danois, reproduit en français dans les *Annales des sciences naturelles*, novembre 1864.

(2) Les faits que nous venons de signaler montrent que, considérée dans la série animale, la symétrie latérale n'est pas plus parfaite que la symétrie polaire.

vue le plus général, on doit conclure, pour les organes homologues, comme Geoffroy Saint-Hilaire a conclu pour les organes analogiques, qu'ils peuvent être asservis à des fonctions différentes et recevoir, comme une cire molle, des formes diverses, tout en conservant les types et les connexions.

Ainsi l'homologie s'affirme de plus en plus par les faits et trace la synthèse de l'anatomie tout entière. Vicq-d'Azyr en avait compris toute la portée lorsqu'il décrit, dans son immortel *Mémoire* de 1774, sur l'homologie des membres, que la nature a imprimé à tous les êtres « la constance dans le type et la variété dans les modifications. »

CHAPITRE X.

S'il est une partie de l'anatomie transcendante qui mérite particulièrement d'attirer l'attention des médecins, c'est la comparaison entre les organes splanchniques des moitiés supérieure et inférieure de l'organisme.

De toutes les recherches à faire sur les homologies organiques, l'étude de la dualité polaire des organes splanchniques est le thème le plus neuf. Il n'a été qu'indiqué par Vicq-d'Azyr, et à peine touché par ses successeurs, Lauf et Meckel.

Cette étude promet une belle moisson à tous ceux qui y appliqueront les mêmes principes d'examen qui ont guidé l'anatomiste de Lyon dans sa belle comparaison des membres pelviens et des membres thoraciques.

On reconnaît les organes homologues aux trois conditions principales de forme, comprenant le volume et tous les caractères extérieurs ; de symétrie et de connexion. Il faut surtout exiger les connexions. Armé de tous ces principes, on ne risque point de s'égarer. Le développement et l'anatomie comparée fournissent encore d'utiles données. Mais ce sont les

5

anomalies qui, après les connexions, donnent le plus précieux concours et le plus puissant moyen de démonstration. Exposons quelques règles relatives à ces différents ordres de faits, en ayant surtout en vue la *splanchnologie*. Un même type subit, pour les organes splanchniques, des modifications plus accentuées que dans toutes les autres divisions de l'anatomie. Le volume diffère fréquemment en vertu de la loi de balancement des deux pôles. La direction présente des déviations apparentes à la loi de la polarité ; mais l'embryogènie montre généralement que la régularité est l'état primordial. C'est aussi dans l'évolution du fœtus qu'on trouve le plus souvent l'explication des infractions à la loi de symétrie.

Les connexions constituent le moyen principal pour la détermination péremptoire des homologies, de tous les systèmes. Relativement aux artères, la signification de ce mot doit être précisée. On doit entendre généralement par connexion artérielle, non le simple rapport d'une artère avec une partie, mais l'union d'une artère avec l'organe qu'elle nourrit, sa liaison avec les autres organes, son anastomose avec d'autres artères, son embranchement sur un tronc et encore la reptation ou l'enlacement d'une artère autour d'un os qui lui donne appui et protection.

Il est également nécessaire de déterminer le sens du mot connexion appliqué au système nerveux. Les nerfs consistant en un assemblage de fibres primitives, qui s'étendent de la moelle épinière aux organes, les divers modes de connexions se répartissent entre l'origine, le trajet et la terminaison de ces fibres. Le point de départ et la fin étant ce que les nerfs ont de plus constant, ils doivent servir de guide principal dans les comparaisons que l'on fait. Quant au trajet, il varie beaucoup : l'association des fibres nerveuses y est très différente ; les troncs et les branches considérées individuellement, ne se répètent que d'une manière imparfaite ; un tronc quelconque pris sur un membre, répond en général à plusieurs troncs de l'autre membre ; il en est de même des branches et des rameaux. Mais si l'on compare les nerfs dans leurs éléments simples, c'est-à-dire en considérant surtout les fibres primitives, on établit pour le système nerveux une homologie aussi exacte et aussi complète que celle des autres systèmes. Seulement, elle est particulièrement fondée, non sur le nombre et la composition définie des cordons qui les constituent, mais sur l'origine et la terminaison de leurs fibres qu'il faut surtout déterminer. Voici une remarque générale très importante : les branches nerveuses, comme les troncs nerveux, ne se répondent exactement que par une dissociation et une nouvelle combinaison de leurs fibres. Aussi le nerf fessier supérieur (plexus sacré) répond à des rameaux provenant, l'un du sus-scapulaire, l'autre du circonflexe, un troisième du nerf du grand dorsal (plexus brachial). Il faut savoir aussi qu'un organe peut recevoir des nerfs de deux ou plusieurs sources différentes, bien que son homologue n'en reçoive que d'une. Dans tous les cas, il faut considérer la fibre primitive plutôt que la branche.

Ces remarques sur les artères et les nerfs sont les mêmes qui ont guidé M. Foltz dans sa comparaison des nombres.

L'étude du développement des organes est appelée à donner la solution de bien des *desiderata* de l'anatomie homologique.

L'anatomie comparée montre une fécondité de ressources pour l'interprétation de l'homologie. Prenons pour exemple la grande loi des arrêts de développement. C'est l'anatomie tératologique qui fournit ce premier fait, que les organes embryonnaires s'altèrent et se déforment souvent ; c'est l'anatomie comparée qui complète la recherche, en montrant que ce qui est exception pour une espèce est règle pour une autre ; que ce qui est ici une anomalie, est là un état normal ; que ce qui est déviation, altération ou perversion pour l'homme, est une loi fondamentale et fixe pour telle ou telle section du règne animal.

On ne doit pas cesser de recommander les recherches statistiques sur les multiples variétés que présentent les organes, pour établir leur anatomie normale et les différentes modifications qu'elles comportent. Ces documents, encore trop rares dans les livres classiques, montrent dans chaque organe un type constant autour duquel gravitent de nombreuses variations. Indispensable à la pratique chirurgicale, aujourd'hui si précise et si délicate, l'étude de ces variétés est en outre la voie qui mène à la découverte des lois générales ou particulières de l'anatomie.

Ce qui donne le dernier sceau, et en quelque sorte la sanction expérimentale à l'homologie établie entre deux organes, ce sont surtout les anomalies. Les auteurs qui ne font pas de l'anatomie descriptive, sans s'occuper d'homologie, sont impuissants à comprendre et à expliquer les anomalies remarquables, et se

bornent à les désigner par les épithètes d'extraordinaire, d'inouïe, et par la qualification de bizarre déviation de l'état normal. Or, souvent les anomalies
les plus surprenantes s'expliquent fort aisément
quand on consulte l'homologie. Cette disposition,
anormale à un pôle, est une répétition homologique
de l'état normal de l'autre pôle. C'est là la véritable
signification de bien des faits singuliers. Quand l'homologie ne servirait qu'à dépouiller les cas rares de
l'inconnu et du merveilleux qui les entoure, elle ren-
drait encore de grands services à la science.

Quand les anomalies sont nombreuses et variées,
il faut, avant tout, pour bien saisir leurs rapports
avec l'homologie, les considérer dans leur ensemble
et les réduire à des lois générales. Elles sont très
multipliées dans les organes splanchniques. Quoique
les documents que l'on possède à cet égard laissent
beaucoup à désirer, et qu'il n'existe pas de statistique
bien faite des dispositions anormales des viscères,
néanmoins les matériaux sont déjà suffisants pour
qu'on puisse esquisser quelques généralisations.

La loi qui domine les anomalies splanchniques est
la même dont nous avons démontré l'existence à plusieurs reprises pour divers systèmes : c'est celle de
la répétition homologique, qu'on peut formuler ainsi :
Les dispositions anormales du pôle inférieur répètent
les dispositions normales du pôle supérieur, et réciproquement les dispositions anormales du pôle supérieur répètent les dispositions normales du pôle inférieur. Cette formule, si simple, explique l'immense
majorité, sinon la totalité des anomalies.

Une autre cause a encore obscurci la compréhension des anomalies, c'est que celles-ci se présentant à divers degrés, il en résulte que les répétitions homologiques sont nécessairement incomplètes dans la majorités des cas, et surtout ne peuvent présenter l'identité parfaite, qui n'existe même pas dans la symétrie latérale, et ne saurait, à plus forte raison, se rencontrer dans les deux autres symétries. Il faut donc voir dans la plupart des anomalies une tendance à la répétition plutôt qu'une répétition complétement assimilable. Ces principes sont la clef des homologies et des anomalies, qui se prêtent un mutuel et lumineux concours. A leur aide, il est facile de prévoir la nature des déviations en général, et de celle des organes splanchniques en particulier. De deux organes homologues, mais inégalement développés à l'état normal, celui dont la sphère d'action est la plus étendue, reviendra dans ses anomalies au niveau de l'autre, et réciproquement. En d'autres termes, l'organe plus développé diminue sa sphère d'action ou son étendue dans ses anomalies. Nous verrons de nombreux exemples de l'influence homologique d'un pôle sur l'autre.

Un examen approfondi fera distinguer, dans les divers éléments des organes, leurs homologies de détail. Mais les homologies les plus importantes étant établies, toutes les autres coulent de source et viennent se coordonner spontanément dans les grandes lignes de l'économie. Du reste, quand l'homologie est démontrée entre deux organes, il serait souvent fastidieux de citer toutes les parties analogues. On doit se borner aux observations qui peuvent éclairer d'un jour nouveau quelque point obscur de la science, surtout parmi les vérités méconnues.

En comparant les organes des deux pôles, il faut toujours tenir compte des différences d'usages et de fonctions, pour comprendre les différences de volume, de forme, de direction.

L'homologie des organes splanchniques montre avec quel art merveilleux des transitions, avec quels ménagements infinis les organes subissent, tout en restant formés sur le type primitif, les changements nécessités par les fonctions.

Voici le tableau des organes splanchniques et d'autres parties du pôle coccygien et du pôle crânien, au point de vue de leur symétrie bipolaire. Leur homologie résulte de leur dualité et de la correspondance de leur situation respective :

POLE INFÉRIEUR	POLE SUPÉRIEUR
Iléon.	Jéjunum.
Foie.	Rate et pancréas.
Cœcum.	Estomac.
Gros intestin.	Œsophage.
Reins.	Poumons.
Capsules surrénales.	Thymus.
Uretères.	Bronches.
Vessie et urèthre.	Trachée-artère.
Utérus ou prostate.	Larynx.
Portion glanduleuse du col utérin et de la prostate.	Amygdales.
Glandes mucipares des organes génitaux.	Glandes salivaires.
Ovaires ou testes.	Corps thyroïde.
Pubis (Pili).	Menton (Barbe).
Orifice uro-génital.	Bouche.
Clitoris ou Gland.	Langue.
Périnée.	Lèvre supérieure.
Anus.	Orifice nasal.

Le plan de séparation des deux tronçons du corps humain passe entre les 8e et 9e vertèbres dorsales ; il y a 19 vertèbres au-dessous ; le coccyx en ayant 5, et 19 au-dessous, le crâne en ayant 4, ce qui fait en tout 38. L'organisme finit *en bas*, à la 5e et dernière vertèbre coccygienne, dont la pointe est à 2 ou 3 centimètres en arrière et au dessus de l'*anus*, et *finit en haut*, à la première vertèbre crânienne, vertèbre ethmoïdale, naso-turbinale, olfactive ou nasale d'Owen. On verra, pour les homologies vertébrales, les curieuses analogies entre la 7e vertèbre cervicale dite proéminente et la 5e vertèbre dorsale, vertèbres homologues.

Sans comparer minitieusement ces organes au triple point de vue de la forme, de la symétrie et des connexions, nous exposerons des remarques destinées à montrer l'exactitude des analogues signalées entre les deux pôles. Pour faire un travail complet, les livres et les gravures classiques seraient insuffisantes : il serait indispensable de faire des préparations anatomiques destinées à mettre en évidence les homologies de détail. Par exemple, les connexions tirées du système vasculaire sont très importantes ; mais il faudrait mettre en présence de bonnes injections des organes comparés, pour mettre en relief ces similitudes et les faire en quelque sorte sauter aux yeux. La jeunesse médicale a là un vaste champ à exploiter. Notre tâche se borne à présenter le plus grand nombre de faits probants que nous avons pu rassembler en les divisant en parties anatomique et histologique, physiologique, pathologique et thérapeuthique. On comprend aisément que le classement ne saurait être rigoureux. L'ordre adopté dans le tableau qu'on vient de lire, sera suivi pour passer en revue les divers organes. Il nous semble que l'attention des anatomistes doit être particulièrement frappée par les remarques histologiques. Les livres les plus récents et notamment l'excellent *Traité d'histologie* de J.-A. Fort, ont été étudiées pour cette partie de nos recherches. Beaucoup de remarques importantes nous ont échappé ; car aucun travail histologique n'a encore été fait au point de vue de l'homologie. Or, tous les anatomistes savent bien que ni description, ni figures, ne peuvent remplacer l'observation directe, qui demanderait un immense labeur avec la libre disposition d'un amphithéâtre. Les remarques propres dues à M. le professeur Foltz, ou à d'autres anatomistes, sont accompagnées du nom de leur auteur.

CHAPITRE XI.

Preuves anatomiques et histologiques de la dualité pòlaire
des organes de l'appareil digestif.

Le rectum, au-dessous de sa première moitié environ, n'a pas de couche séreuse et n'a plus que trois
tuniques, qui sont, de dehors en dedans, les tuniques
musculeuse, celluleuse et muqueuse. Ces trois couches sont analogues aux couches correspondantes de
l'œsophage. Observons que, dans la portion abdominale, l'œsophage est entouré par le péritoine, ce
qui amène une homologie évidente entre les couches
de la portion supérieure du rectum, et les quatre couches de la portion inférieure de l'œsophage.

A l'œsophage, et au gros intestin, les fibres de la
couche musculaire forment un plan longitudinal superficiel et un plan circulaire profond.

Les fibres du rectum sont des fibres musculaires
lisses ; cependant, vers l'extrémité inférieure, on observe un mélange de fibres lisses et de fibres striées,
comme à la partie supérieure de l'œsophage (Frey).

· La tunique cellulo-fibreuse de l'œsophage est mince
et formée des mêmes éléments que la très mince
couche sous-muqueuse qu'on appelle tunique celluleuse ou gros intestin, à l'intestin grêle et à l'estomac :

le tissu conjonctif et des fibres élastiques fines composent également ces tuniques.

Les lymphatiques sont abondants à l'œsophage, et très nombreux au rectum.

L'histologie actuelle étudie le gros intestin en général, et n'en décrit séparément que le rectum, car il présente quelques particularités de structure. L'homologie indiquerait à cette science des points spéciaux à approfondir : tel est le cœcum, dont il faudrait montrer les analogies avec l'estomac.

On ignore les usages de l'appendice coccal ou vermiforme, qui n'est chez l'homme que le vestige d'une partie importante chez beaucoup d'animaux. Nous remarquons ici un exemple de la loi de balancement des organes : ce que l'estomac gagne en développement, le cœcum le perd.

L'iléum et le jéjunum faisant également partie de l'intestin grêle, il n'y a pas lieu d'insister sur leurs analogies, puisque la même description genérale leur est applicable, l'intestin grêle étant formé de quatre couches superposées qui sont, de dehors en dedans : une couche séreuse, une couche musculeuse, une couche muqueuse et une couche celluleuse.

Les follicules clos agminés ou glandes de Peyer, occupent le cinquième inférieur de l'intestin grêle, l'iléon. On en rencontre quelquefois plus haut jusque dans la portion horizontale du duodénum (Kôlliker).

La rate a une charpente fibreuse, qui lui forme une enveloppe extérieure se continuant à la surface des vaisseaux, sous forme de gaines et dont l'ensemble est connu sous le nom de *capsule de Malpighi*, laquelle est analogue à la *capsule de Glisson*, située dans le foie, et qui, comme elle, se ramifie à la manière d'un arbre.

De nouvelles recherches sur la structure du pancréas, faites en Allemagne par Langerhans (Berlin, 1869), admettent dans les *acini* du pancréas des *canalicules pancréatiques* analogues aux *canalicules biliaires*. Ces canalicules sont des espaces de deux à quatre millièmes de millimètres situées entre les cellules épithéliales des acini et anastomosés entre eux de manière à former un réseau canaliculé semblable au réseau biliaire des acini du foie. On peut injecter ces canaux, sous une pression faible et continue, avec du bleu de Prusse soluble.

CHAPITRE XII.

Preuves physiologiques de la dualité polaire des organes de l'appareil digestif.

L'orbiculaire des lèvres, qui a pour effet l'occlusion de la bouche, est souvent décrit sous le nom de *buccinato-labial*, avec le buccinateur, qui sert par sa contraction à retrécir la cavité buccale. On peut considérer ces deux muscles réunis comme les analogues du muscle formé par le sphincter externe de l'anus, muscle constricteur, que Cruveilhier considère comme formant un seul et même muscle avec le releveur de l'anus, qui est l'auxiliaire du précédent, en contribuant à retrécir la cavité abdominale.

Les lèvres forment une espèce de chaussée qui retient la salive et les aliments. Le muscle volontaire qui forme la base et en quelque sorte la charpente de l'anus, c'est-à-dire le sphincter, est destiné à nous affranchir de l'horrible incommodité qu'entraînerait la sortie involontaire des matières fécales. L'absence de sphincter est ce qui rend si pénible les anus contre la nature, et c'est aussi l'écueil insurmontable de tous les anus dits artificiels (Cruveilhier).

Il se passe dans le cœcum un travail digestif, comme dans l'estomac. Ce dernier travail est même très important.

La bouillie alimentaire en passant de l'intestin grêle dans le gros intestin par la valvule de Bauchin, arrive dans le cœcum. Plusieurs physiologistes pensent que les aliments, avant de continuer leur trajet ultérieur, sont soumis pendant leur court séjour dans cette cavité, à une sorte de digestion supplémentaire ; *digestion cœcale.* Le cœcum est bien plus développé chez les animaux herbivores, parmi lesquels les ruminants ont l'estomac multiple, que chez les carnivores ; la *dispepsie iléo-cœcale* est caractérisée par la difficulté de digérer les aliments moins alibides que la viande, comme les végétaux, et le régime animal est toujours le mieux supporté dans cette maladie.

C'est surtout pendant le sommeil que le gros intestin fonctionne, comme le veut l'adage antique : *Somnus labori visceribus.* Le trouble du sommeil indique souvent l'imperfection de la seconde digestion et la perturbation de l'absorption alimentaire dans le gros intestin. Cette partie du tube digestif aurait, d'après certains médecins, la fonction spéciale de digérer les aliments non azotés. S'il est souvent bien difficile de saisir la différence entre la douleur née dans l'estomac, et celle qui parvient du gros intestin, c'est que des liens de sympathie font réagir ces organes l'un sur l'autre. L'estomac éprouve fatalement le contre-coup des désordres causés par les affections localisées sur le gros intestin. Ainsi un trouble ancien et très marqué dans cette dernière partie, empêche la digestion stomacale et détermine même le vomissement. D'autre part l'introduction des aliments dans l'estomac peut suffire pour que, suivant l'expression de Bérard, les *liquides pleuvent dans le gros intestin.*

On observe ce phénomène dans les diarrhées, où le moindre repas provoque des selles immédiates, ce qui fait croire aux ignorants qu'ils rendent leur nourriture immédiatement après l'avoir ingérée.

Le foie a une double fonction comme organe fabricateur du sucre (Cl. Bernard), et comme glande sécrétant la bile. Comme organe de sanguification il répond à la rate, dont les fonctions sont relatives au sang, et comme glande biliaire il répond au pancréas (Foltz).

La rate et le foie se correspondent fonctionnellement comme hématopoiétiques ; mais tandis que le foie sécrète du sucre, la rate est un organe lymphoïde destiné à faire des globules blancs (1).

(1) Le foie a deux fonctions : sécréter la bile et fabriquer du sucre. Il doit être considéré comme la réunion de deux glandes : une qui sécrète la bile et une qui forme le sucre. Les lobules sont destinés à la formation du sucre et de la bile. Les conduits biliaires portent la bile dans l'intestin ; il n'y a pas de canaux semblables pour le sucre : celui-ci, une fois formé, passe sous les veines sus-hépatiques, d'où il est porté au cœur droit et au poumon. Ce sont les mêmes qui fournissent à la double sécrétion du foie : elles sécrètent de la bile par la face qui est en rapport avec les canalicules biliaires, et du sucre par les faces qui sont en rapport avec les vaisseaux sanguins.

CHAPITRE XIII.

Preuves anatomiques et histologiques de la polarité de l'appareil génito-urinaire et de l'appareil respiratoire.

Une preuve de l'homologie qui existe entre les poumons et les reins, se tire de certaine disposition anormale des artères. On lit dans l'*Encyclopédie des sciences médicales* (A. II, p. 195) : « Je ne dois point omettre ici un phénomène anatomique fort singulier observé depuis peu. Sur le corps d'un enfant de sept ans, on trouva une artère très volumineuse qui, née de l'aorte abdominale au niveau de la cœliaque, se recourbait supérieurement, pénétrait dans le thorax par l'ouverture œsophagienne du diaphragme, et se divisait aussitôt, derrière l'œsophage en deux grosses branches qui s'enfonçaient dans les poumons par la partie inférieure, et postérieure de leur face interne, pour se distribuer de l'un et l'autre côté à tout le lobe inférieur. Ces branches s'anastomosaient sensiblement par plusieurs rameaux avec l'artère pulmonaire, comme on s'en assura en injectant celle-ci. Les veines pulmonaires étaient disposées à la manière ordinaire, et se distribuaient également à toute l'étendue des poumons, quoique les lobes inférieurs ne reçussent de vaisseaux artériels que de la pulmonaire abdominale, et que l'artère pulmonaire supérieure ne se distribuât qu'aux lobes supérieurs. Cette observation très curieuse, dont aucun anatomiste n'avait cité d'exemple, est due à M. Maugars, d'Angers. » (Voy. le *Journal de médecine* de MM. Corvissart, Leroux et Boyer, pluviôse an X, *note)*. L'auteur a joint à son observation, le dessin de cette artère extraordinaire. Il existe dans la science quelques autres observations de ce genre, et même chez les animaux. (Voy. l'*Encyclopédie anatomique*, traduite de l'allemand par Jourdan).

Les artères pulmonaires ont pour homologues les artères rénales, si remarquables par leur volume.

Les veines pulmonaires, qui sont au nombre de quatre dans chaque poumon, ont pour homologues les veines rénales ou émulgentes, qui sont très volumineuses, et naissent du bord concave du rein par *deux* ou *trois* branches, qui se réunissent bientôt. Il n'est pas rare de rencontrer cinq veines pulmonaires, trois pour le poumon droit, deux pour le poumon gauche.

L'urètre s'étend du bassinet à la vessie en se rétrécissant de plus en plus. Il est formé de trois couches, ainsi superposées de dehors en dedans : 1º couche fibreuse ; 2º couche musculeuse ; 3º couche muqueuse, comparables aux trois couches des bronches, qui, superposées dans le même ordre sont : 1º couche fibro-élastique et cartilagineuse ; 2º couche musculeuse ; 3º couche muqueuse. La couche fibreuse du conduit de l'urine est formée de tissu conjonctif ordinaire et de fibres élastiques fines mélangées. Elle se continue en haut avec l'enveloppe fibreuse des reins ; en bas, elle se perd sur les parois de la vessie. La couche fibro-élastique et cartilagineuse de la trachée-artère et des bronches est formée du tissu

fibreux serré, contenant une quantité considérable
de fibres élastiques fines anastomosées. En haut, elle
se confond avec le périchondre du cartilage cricoïde ;
en bas, elle se continue sur les divisons bronchiques.
La couche musculeuse, au conduit vecteur de l'urine
comme à la trachée et aux bronches, est formée de
fibres musculaires lisses. L'épithélium cylindrique
stratifié à cils vibratiles de la trachée et des bronches, est rappelée au conduit vecteur de l'urine par
un épithélium mixte stratifié, dont les cellules sont
cylindriques dans les couches moyennes. A la trachée et aux bronches, la couche profonde du *derme*
est formée de tissu conjonctif; au conduit vecteur de
l'urine la couche sous-épithiliale est formée seulement de tissu conjonctif.

La vessie n'offre que deux couches : la couche
musculeuse et la couche muqueuse. Comparons-les
avec les couches correspondantes de la trachée, dont
la structure est exactement la même que celle des
bronches :

VESSIE	TRACHÉE-ARTÈRE
Quoique la vessie ait des fibres musculaires lisses, la volonté préside à sa contraction, parce que ces fibres sont animées par des tubes nerveux venus des nerfs de la vie animale, les nerfs sacrés. Treitz enseigne que les faisceaux se terminent souvent par de *petits tendons élastiques*.	La couche musculaire de la trachée est formée de fibres qui se terminent, à leur point d'insertion, par de petits *tendons de tissu élastique*.

La vessie présente trois plans de fibres : des fibres en réseau situées profondément, des fibres circulaires et des fibres longitudinales superficielles.

La muqueuse vésicale a un épithélium mixte stratifié. Les cellules profondes y sont généralement cylindriques.

Le derme de la muqueuse vésicale est uniquement composé de tissu conjonctif et de rares fibres élastique fines.

La muqueuse est doublée par une mince couche de tissu conjonctif sous-muqueux, au milieu duquel on trouve des fibres élastiques, dans le trigone.

La vessie a réellement des glandes en grappe, mais il est difficile de les observer. Kölliker qui les décrit, mentionne un épithélium cylindrique qui

Les fibres de la trachée sont transversales ; mais Kolliker signale quelques faisceaux longitudinaux de fibres musculaires, existant à la face externe de cette couche de fibres transversales : ces faisceaux longitudinaux sont un vestige du plan longitudinal superficiel de fibres musculaires, qu'on observe sur la vessie.

La trachée a un épithélium cylindrique qui ressemble complètement à celui du larynx ; il est également stratifié, comme le sont presque tous les épithélium de cette variété.

Le derme de la muqueuse trochéale est formé de deux couches : la couche profonde, constituée par du tissu conjonctif, et la couche superficielle, constituée presque exclusivement par des fibres élastiques.

En arrière, la couche muqueuse de la trachée est recouverte d'une mince couche de tissu conjonctif, mêlé à des fibres élastiques fines.

La muqueuse de la trachée renferme des glandes en grappe, dont le liquide humecte la surface de la muqueuse. M. Sappey observe que les glan-

tapisse leur intérieur, et un mucus transparent qui en représente le produit de sécrétion.

Les lymphatiques de la vessie ont été admis par quelques auteurs. Nous pensons qu'on démontrera leur existence, car l'homologie la fait fortement présumer.

des les plus nombreuses de la trachée sont les glandes intra-musculaires. Leur conduit excréteur, qui est nécessairement plus long que celui des autres glandes, est recouvert d'une couche d'épithélium cylindrique simple.

On reconnait bien les lymphatiques de la trachée. Ils ont été injectés et décrits par M. Sappey.

Voici le tableau des principaux points de similitude histologique qu'on peut établir entre l'utérus et le larynx :

UTÉRUS	LARYNX
La muqueuse est tellement adhérente aux fibres musculaires de la couche moyenne, qu'on ne peut séparer les deux couches.	La muqueuse du larynx est solidement fixée au voisinage de la glotte.
Les glandes de la muqueuse de l'utérus sont extrêmement nombreuses. Toute l'étendue du corps et du col de cet organe sont occupées par des glandes en tubes sur le corps, en grappes pour le col, selon M. Sappey; M. Cornil les considère aussi comme des glandes en grappe (*Journal de l'Anatomie*, 1864). On pourrait	Des glandes en grappe assez nombreuses existent dans le derme de la muqueuse laryngée, surtout en trois points principaux, où leur groupement a reçu un nom : glandes épiglottiques, aryténoïdiennes et des ventricules.

signaler plusieurs analogies de détail entre la structure des glandes en grappe du col de l'utérus et celles qui abondent surtout à la partie supérieure du larynx.

La couche muqueuse de l'utérus présente un épithélium cylindrique simple, à cils vibratiles, faisant suite à celui des trompes de Fallope. Vers la partie inférieure du corps de l'utérus, les cils ubratiles deviennent plus rares, l'épithélium se transforme peu à peu, pour devenir pavimenteux dans la moitié inférieure du col. (Cruveilhier, Frey, Heule, etc.) Becker, qui a fait une étude spéciale de l'épithélium des organes génitaux, n'a rencontré de cils vibratiles que dans le fond de l'utérus. MM. Kölliker, Robin et Sappey, ont trouvé des cils vibratiles dans toute l'étendue du corps et une partie du col. Les cils vibratiles des cellules épithéliales sont délicats, leur mouvement se fait du col vers le fond de l'utérus, en sens inverse des cils de la trompe de Fallope, qui se meuvent du pavillon vers l'utérus.

L'épithélium est pavimenteux à l'orifice supérieur du larynx, tandis que dans tout le reste de la cavité du corps de l'organe, on trouve l'épithélium cylindrique à cils vibratiles, dont les cils, qui sont très délicats, ont leur mouvement dirigé de bas en haut (Kölliker), et par conséquent en sens inverse de celui des cils de l'utérus, mais dans le sens des cils de la tempe.

On voit que l'épithélium pavimenteux se montre exclusivement à la région supérieure du larynx et à la région inférieure de l'utérus, c'est-à-dire dans l'un et l'autre organe, sur les points de la muqueuse, qui sont soumis à un certain degré de pression dans les mouvements physiologiques.

Nous prions les anatomistes qui nous liront de bien peser toutes ces remarques, qui nous paraissent concluantes et qui présentent entre autres avantages, d'aider la mémoire pour les détails histologiques.

La prostate est une glande en grappe particulière. Comme elle correspondant à l'utérus, son homologie avec le larynx est prouvée par cela même.

Les artères thyroïdiennes inférieures répondent aux artères spermatiques ou ovariques, les artères thyroïdiennes supérieures sont les homologues des artères internes. Cette remarque est d'un haut intérêt.

Le corps thyroïde, organe glanduliforme sans conduit excréteur, est mal connu dans sa structure et inconnu dans sa fonction. Les éléments les plus importants sont les vésicules closes, analogues aux ovismes de l'ovaire.

A l'état normal, c'est dans le corps thyroïde et les vésicules séminales qu'on trouve les *sympexions* de Robin.

Les capsules surrénales et le thymus sont dépourvus de canaux excréteurs, et présentent des caractères communs : ils reçoivent et rendent une grande quantité de sang par des artères et des veines volumineuses ; ils sont formés par une charpente celluleuse entre les mailles de laquelle sont répandus en grand nombre des éléments vésiculeux, qui paraissent en constituer la partie fondamentale et essentielle, et sont remplis par un liquide albuminoïde assez analogue au sérum du sang. Le thymus s'atrophie à partir du moment de la naissance, si bien qu'à l'époque de la puberté, on n'en aperçoit plus que les vestiges perdus au milieu du tissu conjonctif-adipeux, qui remplit la partie antérieure du médiastin. Les capsules surrénales, quoique persistantes chez l'adulte, sont loin d'avoir alors le développement qu'elles offrent chez le fœtus. Ces organes ne s'accroissent plus après la naissance, et déjà même avant la naissance.

Le thymus et les capsules surrénales sont entourés d'une enveloppe de tissu conjonctif, d'où partent des cloisons qui s'enfoncent dans l'intérieur du parenchyme. MM. Robbin et Sappey décrivent le tissu propre du thymus comme formé de vésicules closes, et le premier considère la substance corticale des capsules surrénales comme étant formées de vésicules closes. Nous n'en dirons pas davantage sur ces organes, dont la structure n'est point encore parfaitement connue, et dont on n'a pu parvenir à préciser les fonctions, quoi qu'on ait beaucoup fait pour connaître le rôle qu'ils jouent dans l'organisme.

Il y a un *frœnum-linguœ* et un *frœnum-preputii* (Burt, G. Wilder.)

CHAPITRE XIV

L'anatomie homologique réclame dans son domaine la comparaison de l'appareil génital de l'un et de l'autre sexe. Cette étude fournit non seulement des considérations qui éclairent les anomalies sexuelles en général, et facilitent la détermination des cas particuliers, mais elle dicte des applications fréquentes et immédiates, à divers états morbides de ces parties.

L'observation directe du développement embryonnaire démontre que l'appareil génital se divise en zones distinctes dans leur évolution et indépendantes dans leur développement : la zone externe se compose des organes génitaux externes ; l'interne des organes génitaux internes ; l'intermédiaire ou moyenne se compose du moyen d'union des uns et des autres organes reproducteurs.

Les connexions, les rapports, la vascularisation, l'innervation, la structure, l'embriologie, les fonctions même, permettent d'établir entre les appareils génitaux mâle et femelle les analogies dont j'ai dressé le tableau ci-joint, plus complet que tous ceux qui ont été publiés jusqu'à ce jour. Ces rapprochements confirmés par toutes sortes de preuves, sont des exem-

ples frappants et facilement démontrables des différences de forme et de destination que prennent les
organes fondamentalement les plus identiques. Il est
d'un grand intérêt de constater comment se forment
et se distinguent peu à peu l'une de l'autre, des parties dont l'identité était telle primitivement, qu'on ne
pouvait préjuger leur évolution future, car l'embryon
est d'abord neutre au point de vue de la sexualité (1).

ZONE EXTERNE.

Scrotum.	Grandes lèvres.
Verge et gland.	Clitoris.
Canal de l'urèthre.	Canal vagino-vulvaire.
Portion bulbo-spongieuse de l'urèthre.	Vestibule.
Prépuce.	Petites lèvres.
Bulbe de l'urèthre.	Bulbe du vagin.
Glandes de l'urèthre.	Glandes de la vulve.
Glandes bulbo-uréthrales de Cowper.	Glandes bulbo-vulvaires de Bartholin.

ZONE INTERMÉDIAIRE.

Portion membraneuse de l'urèthre.	Vagin.

(1) Cf : A. Courty. *Mémoire sur l'absence complète de vagin,
de l'utérus, des trompes et des ovaires, etc. (Mémoires de l'Académie de Montpellier,* section des sciences, t. II, p. 321, 1853.)
— Idem. *Des différences que présente l'organisation du corps
humain dans les deux sexes. (Annales cliniques de Montpellier,*
1855.) — Ch. Rouget. *Recherches sur le type des organes génitaux et de leurs appareils musculaires.* Paris, 1855. — Courty.
Traité pratique des maladies de l'utérus, 1872, p. 64 à 75 et
passim.

ZONE INTERNE.

Testicules.	Ovaires ou *testes muliebres.*
Canaux déférents.	Trompes de Fallope.
Extrémité inférieure des canaux déférents et leurs vésicules séminales.	Corps de l'utérus avec les glandes de sa muqueuse et sa richesse musculaire.
Canaux éjaculateurs, entourés par la prostate et s'ouvrant sur le vérumantaqum.	Col utérin, conique, entouré de son agglomération glandulaire.
Portion prostatique de l'urèthre.	Col utérin.

Les affections et les lésions propres à un sexe ont leurs analogues dans l'autre. C'est ainsi que le développement excessif du prépuce correspond à l'hypertrophie des nymphes, etc.....

CHAPITRE XV.

Preuves physiologiques de la dualité polaire des organes
génito-urinaires et respiratoires.

Le rein est une glande en tube composée, et le
poumon est une glande en grappe composée, d'après
la plupart des mécrographes les plus distingués, notamment d'après M. le Dr Fort, qui a publié un mémoire important intitulé : *Anatomie et physiologie
du poumon considéré comme organe de sécrétion.* On
.rouve la partie principale de ce travail dans la dernière édition de l'*Anatomie descriptive* du même auteur. Le tissu pulmonaire est un tissu glandulaire.
On doit dédoubler la fonction du poumon en respiration et en sécrétion. En fonctionnant comme glande,
cet organe tout spécial, au lieu d'extraire des liquides
du sang, en retire les gaz et les substances volatiles
dont celui-ci doit se débarrasser : acide carbonique,
azote, vapeur d'eau, matière organique venue du
sang pour les matériaux de sécrétion journaliers ;
principe volatil de l'ail, de l'oignon, éther, clorofor-
me, alcool plus ou moins modifié et des gaz divers,
pour les matériaux de sécrétion accidentels. Il est vrai
que le parenchyme de toutes les glandes en grappe,
sauf le poumon, présente la paroi des anici ayant les
vaisseaux ramifiés sur la face opposée à celle que re-

couvre l'épithélium, mais la paroi des lobules du poumon présente les vaisseaux, non au-dessous mais en dehors de la paroi propre, entre cette paroi et l'épithélium. Cette différence de structure est une preuve que le poumon est une glande, car cet organe ayant à sécréter des gaz et des substances volatiles, il faut bien que le sang ne soit séparé de l'air que par une membrane organique mince, accessible à l'endomose gazeuse. Or, si le poumon n'avait pas ses vaisseaux capillaires en dehors des anici, les substances gazeuses ne pourraient pas traverser la paroi élastique, presque imperméable, des lobules pulmonaires. En outre, le développement du poumon se fait exactement comme celui des glandes en grappe.

Une foule d'autres raisons anatomiques et physiologiques prouvent que cet organe est une glande unique dans sa fonction, ne sécrétant pas une liqueur mais des gaz et des substances volatiles. On doit donc reconnaître l'analogie des voies aériennes avec les canaux excréteurs et celle des lobules pulmonaires avec les anici des glandes en grappe. M. Fort a solidement prouvé la nature glandulaire du poumon et a réfuté les assertions contraires de M. Robin.

L'analogie de l'appareil urinaire et de l'appareil respiratoire est indiquée dans plusieurs passages du *Dictionnaire de médecine* de MM. Littré et Robin, notamment à l'article *Urination*, où on lit les paroles suivantes :

« Les organes urinaires constituent un *appareil* qu'il faut placer sur le même rang que l'*appareil respiratoire*, aussi net et aussi distinct que lui et que ceux de la digestion et de la circulation. Par conséquent on reconnaîtra qu'il existe une fonction correspondante, *la fonction* urinaire ou urination..... De ce que l'urèthre et le pénis servent à deux fonctions, cela n'établit aucune confusion entre les appareils reproducteur et urinaire, pas plus qu'on ne peut confondre la fonction de la voix avec celle de la digestion ou de la respiration, par suite du concours des mâchoires, de la langue et du larynx à leur accomplissement. »

Dans l'organisme si parfait de l'homme, toutes les fonctions se lient ; mais on observe des relations particulières entre certains appareils et certains organes. Beaucoup de ces correspondances, que les anciens appelaient des *sympathies*, sont expliquées de nos jours par la théorie positive de l'action reflexe des centres nerveux, mais l'homologie donne la raison de la plupart de ces phénomènes.

Parmi toutes les relations de ce genre, il n'en est point de plus frappante que celles de l'appareil de la phonation avec l'appareil de la reproduction ; aussi a-t-on remarqué de tout temps les divers faits qui résultent de la corrélation existant entre le développement de l'appareil génital et celui des organes de la voix.

Suivant une profonde remarque de M. le professeur Foltz, les sens supérieurs : vue, ouïe, odorat, goût, dont les organes spéciaux occupent le pôle céphalique, sont représentés inférieurement par le sens génital de Buffon, sens génésique de Récamier.

A l'époque de la puberté, le mouvement organique porte principalement sur l'appareil génital et les organes de la phonation. Le lien étroit qui unit ces

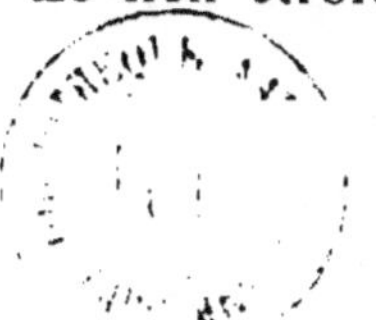

parties opposées, a été signalé par tous les physiologistes, car la simple étude du développement du corps le met en pleine évidence. A l'époque où l'individu devient apte à reproduire son espèce, les organes de la phonation prennent un développement, et la voix devient plus forte, plus résonnante, plus étendue et plus grave. Cette révolution dépend si bien de celle des organes générateurs que, chez les infortunés qui en Italie, subissaient naguère la cruelle opération *della castratura*, le larynx ne subissait aucune modification et la voix restait grêle et aiguë.

Dupuytren ayant eu l'occasion de faire l'autopsie d'un eunuque, trouva chez lui un larynx et une glotte un tiers plus petits que chez un homme qui aurait eu le même âge et la même stature. (L.-A. Segond, *Hygiène du chanteur*, 1846, p. 210.)

Richerand ayant fait, à la Charité, l'autopsie d'un jeune homme de quatorze ans, fut supris, en ouvrant le larynx, de la petitesse de la glotte. Il remarqua que le développement des organes générateurs était aussi peu avancé que celui de l'organe vocal. (*Mémoires de la Société médicale d'émulation*, t. III, p. 326.)

Scanzoni (*Traité pratique des maladies des organes sexuels de la femme*, p. 330), prétend que l'absence des ovaires se traduit au-dehors par des signes apparents : il y aurait, d'après plusieurs auteurs, des exemples où, dans ce cas anormal, la voix serait devenue rauque et masculine, le menton se serait couvert de barbe.

Lorsque la correspondance entre deux appareils est ainsi bien établie, qu'elle l'est entre les appareils générateur et vocal, on conçoit que si l'un des deux agit avec excès, l'autre doive s'en ressentir. Toutes les fois que les organes génitaux fonctionnent, la voix subit à l'instant des modifications notables : elle est affaiblie et a moins de portée : l'émission de la voix de fausset est rendue facile ; mais, pour le registre de poitrine, il y a aptitude manifeste à produire les sons les plus graves, et difficulté à soutenir les notes élevées, avec tendance invincible à baisser la tonalité.

Il y a souvent excitation simultanée du larynx et des organes génitaux. Le coq chante après le coït. Certains hommes sont excités à chanter chaque fois qu'ils se livrent à l'acte vénérien. Le travail de l'utérus excite spécialement le larynx à produire des sons modulés. Ce n'est pas sans raison qu'on dit : *C'est en chantant que la poule a fait l'œuf.* M. le professeur Foltz à fait sur ce point curieux des remarques d'une originalité saisissante.

Le travail pourtant si douloureux de la parturition provoque quelques femmes au chant. Tout le monde sait que Jeanne d'Albret chanta un cantique béarnais en accouchant d'Henri IV. A la naissance d'Henri V, la duchesse de Berry dit à Louis XVIII : « Sire, que je regrette de ne pas savoir la chanson de Jeanne d'Albret, la chanson de *Notre-Dame du bout du pont*, pour que tout pût se passer comme à la naissance du bon Henri ! »

C'est à l'époque de la reproduction que les oiseaux chantent, et il se taisent quand l'excitation génitale est passée. Le rossignol chante ses amours, mais pendant peu de temps. Au mois de mai, il remplit nos campagnes de ses tendres mélodies, et chacun sait qu'en avril il est méconnaissable. Sa voix rauque et usée fait croire à la présence d'un reptile. Les amateurs qui parviennent à le mettre en cage, alors qu'il exprime encore ses désirs, ont la satisfaction de l'entendre chanter toute l'année : le fait est positif.

Les sympathies si prononcées de l'utérus et du corps thyroïde, organes homologues, sont connues depuis qu'on observe les affections propres aux femmes ; on a remarqué que le volume temporaire du corps thyroïde est accrue quelquefois, non seulement par des cris violents mais par le coït, les crises hystériques, l'accouchement, etc...

On sait que l'hystérie doit être considérée comme un ensemble de symptômes résultant d'un état d'excitation et de souffrance de la matrice, et de la réaction de cet organe sur le système nerveux. Cette maladie se manifeste par accès : tout le principal caractère consiste dans la sensation d'une boule (*globe hystérique*), qui semble partir de la matrice, remonter vers l'estomac avec une chaleur plus ou moins vive ou un froid glacial, et se porter ensuite à la poitrine, au cou et spécialement au corps thyroïde, où elle produit une sorte d'étouffement et de strangulation. L'écoulement d'un liquide muqueux par ses organes génitaux, annonce ordinairement la fin de la crise.

On observe chez beaucoup d'animaux un gonflement considérable du col, à l'époque du rut. On voit alors le corps thyroïde du cerf acquérir une saillie énorme.

C'était une coutume des Romains, lorsqu'ils mariaient une fille, que sa nourrice ou quelque autre femme vînt, en présence de tous les assistants, lui mesurer la grosseur du col avec un fil. Le lendemain matin, étant entrée avec un certain nombre de parents dans la chambre de la mariée, elle examinait si le fil correspondait encore à la mesure du cou, et lorsqu'il se trouvait trop court, elle s'écriait, transportée de joie : « Ma fille est devenue femme ! » C'est de cet usage que parle Catulle dans ce distique :

« *Non illam nutrix, orienti luce revisens,*
» *Hesterno collum poterit circumdare filo.*

» La nourrice n'aura pu, en revoyant la lumière orientale, lui entourer le col du fil de la veille. »

Il semble que l'épreuve du cou ne soit pas vaine et fournisse le meilleur *critérium* de la virginité, car Charles Musitan, célèbre médecin italien, qui n'a jamais passé pour crédule, en parle comme d'une expérience infaillible. Il faut, suivant lui, prendre un fil double et entourer le cou de celle pour qui l'on veut faire l'épreuve, puis marquer fortement l'endroit du fil jusqu'où cette mesure s'étend. Après cela il faut dédoubler le fil, pour en former un cercle. Si la tête de cette fille passe librement au travers du fil et sans presque toucher le contour du cercle, croyez très sûrement, dit cet auteur, qu'elle est déflorée ; au lieu que si la tête ne peut passer dans cet espace, même en faisant quelque violence, c'est une marque assurée qu'elle est vierge ; et ce n'est pas là une remarque dont on use pour amuser la crédulité : « J'ai fait, dit Musitan, plus de mille fois cette expérience, et elle ne m'a jamais trompé : car ayant eu la curiosité de visiter celles sur qui je l'avais faite, je les trouvais telles que cette expérience me les marquait ; et quand il m'est arrivé de la réitérer sur les mêmes personnes après le mariage, la tête passait avec beaucoup de facilité, dans le même espace, et les cheveux ne touchaient presque pas le fil. »

D'après M. Robin, les vésicules closes du corps thyroïde sont plus volumineuses chez les femmes qui ont eu des enfants. On sait que ces vésicules sont les analogues des ovisacs de l'ovaire.

Les glandes annexes des organes génitaux, telles que les glandes de Cowper, de Bartholin, etc., sont les analogues des glandes salivaires.

CHAPITRE XVI

Preuves pathologiques de la polarité des organes génito-
urinaires et respiratoires.

Quel est le praticien qui n'a pas souvent observé
des désordres morbides affectant alternativement les
voies aériennes et les organes urinaires (1) ? Le docteur Em. Clément, élève de Lallemand, a publié l'observation d'un homme chez qui l'inflammation de la
gorge alternait avec celle de l'urèthre (*De la Spermatorrhée*, Montpellier, 1835, p. 50). J'ai observé moi-
même et toute la ville du Vigan a connu un chape-
lier qui était affecté alternativement d'un asthme très
intense, et d'une rétention d'urine imposant l'usage

(1) Comme exemple de la réaction de la vessie sur les voies
aériennes, voici une observation du Dr A.-E.-L. de la Plaigne,
qui mérite de fixer l'attention. « Il est question d'un de nos
clients, fréquemment atteint d'accès d'asthme en apparence
nerveux. Le malade n'avait jamais éprouvé de douleurs aux
reins, à la vessie, ni de rétention d'urine. Appelé à Paris par
ses affaires commerciales, il fut surpris tout à coup par une
rétention d'urine complète qu'il supporta pendant quelques
heures. Le docteur *Cinale* fut appelé, le sonda et découvrit
dans la vessie une pierre d'un volume assez important. Peu
de jours après, notre client supporta, avec succès, l'opération
de la *lythotricie* ; après cette opération, les accès d'asthme
cessèrent et ne se sont jamais renouvelés depuis. »

de la sonde. Quand l'asthme se faisait sentir, les voies urinaires fonctionnaient parfaitement, *et vice versa*.

M. le Dr Pavy raconte, dans ses leçons sur le diabète, que, lorsqu'il divisait le ganglion sympathique cervical supérieur, il pouvait à volonté produire le diabète chez les animaux inférieurs, mais qu'il lui était impossible de garder longtemps en observation les animaux ainsi opérés, parce que tous mourraient en quelques jours de pleurésie ou de pneumonie. Cette même lésion qui produit le diabète produit aussi une affection inflammatoire des poumons, ce qui montre l'influence du système sympathique sur la genèse des maladies des voies aériennes et diverses affections de l'appareil urinaire. A la société médico-chirurgicale de West-Kent, M. F. Maon a présenté, en 1874, un mémoire analysé dans l'*Abeille médicale* du 8 juin 1874. L'auteur y établit que, dans l'espèce humaine, un certain nombre de cas de pneumonie, de pleurésie ou de bronchite semblent se rapporter directement à une altération ou à la lésion du système sympathique dans la portion cervicale, et que la plupart de ces cas, sinon tous, peuvent se distinguer des autres par la présence du sucre dans les urines. D'ailleurs, selon les Drs Harley et Béale, il ne serait pas rare de trouver du sucre dans l'urine des pneumoniques. Souvent le diabète est accompagné d'une forme obscure de pneumonie ou de phthisie pulmonaire. L'impression sur la partie postérieure du cou et entre les épaules, soit du froid, soit d'un coup de soleil, les contusions violentes de la partie postérieure du cou et de la tête, et les larges anthrax du cou sont autant de causes qui peuvent déterminer tantôt des pneumonies ou des phthisies, tantôt le diabète, en sorte qu'il peut arriver que l'affection pulmonaire se montre rapidement avant le diabète, et comme conséquence immédiate de la lésion qui produit le diabète lui-même. D'autres fois l'affection thoracique peut provenir directement du diabète, quand celui-ci est confirmé. Un homme tombe lourdement en arrière sur le bord d'une table et se contusionne la partie postérieure du cou. Il se fait une inflammation considérable du tissu lamineux et au bout de dix jours le malade avait une pleuro-pneumonie intense du côté gauche. Il y avait du sucre dans les urines et l'on en trouva même encore plusieurs mois après que cet homme eut recouvré la santé.

Les glandes du col de la matrice, sont surtout les organes producteurs de la leucorrhée utérine. Leur position au fond des sillons et des anfractuosités dans lesquels elles s'ouvrent, entre les ramifications de l'arbre de vie, les fait comparer aux anfractuosités des amygdales dans lesquelles sont les follicules dont l'agglomération constitue ces organes. Cette analogie de disposition fait comprendre la difficulté de les atteindre pour les modifier localement, et peut inspirer la pensée d'un traitement également applicable à ces deux organes si différents.

Il est certain qu'il y a assez de rapports entre les organes de la génération et ceux de la voix pour qu'on puisse saisir dans ceux-ci une certaine expression des altérations imprimées dans les autres. Comme *aphonie sympathique*, on voit souvent, chez les femmes non hystériques, un abaissement notable de la voix exister simultanément avec des désordres fonctionnels ou organiques de l'utérus. M. le Dr A. Chargé dit que, de tous les états morbides de l'utérus, le *prolapsus* est celui qui lui a paru influencer le plus positivement le timbre de la voix. Dans tous les cas, en guérissant l'affection utérine, on rétablit complètement la voix.

Les maladies du larynx ont les plus grandes analogies avec celles de la matrice et de la prostate.

Brouc, dans son *Hygiène des artistes dramatiques*, rapporte plusieurs observations de maladies des organes générateurs qui avaient entraîné la perte de la voix. Sainte-Marie dans sa traduction du *Traité des effets de la musique sur le corps humain*, par Boyer, cite un cas d'engorgement de ces mêmes organes pendant lequel le malade avait perdu complètement la voix, mais les fondants ordinaires ayant été employés, la voix revint dès que l'engorgement se dissipa.

Aran (*Leçons cliniques sur les maladies de l'utérus et de ses annexes*, p. 149) a donné le nom de *toux-utérine* à cette petite toux, sèche, par quintes rares ou fréquentes, quelque fois désagréables par sa sonorité et qui accompagne quelque fois les affections utérines. Il ne faut pas confondre cette toux nerveuse et sympathique des désordres de l'appareil génital, avec la *toux hystérique* violente, sonore, retentissante, analogue par ses quintes à la coqueluche, et que Trousseau attribue à la convulsion des muscles du larynx et du diaphragme (*Clinique médicale*, t. II). On doit enfin distinguer la toux utérine et la toux hystérique de celle qui, chez une femme affectée de lésions utérines, peut se déclarer comme un signe de phthisie pulmonaire venant compliquer la sève morbide.

Dans les affections utérines, les organes étrangers à l'appareil génital peuvent être plus ou moins altérés, mais c'est surtout dans les voies aériennes qu'on observe ces désordres. Ainsi, sur cent maladies utérines, Aran (*op. citat.*, p. 155) a compté, comme complications, trente et un cas de catarrhe et vingt-cinq de phthisie pulmonaire ; tandis qu'il n'y a que dix-huit cas d'inflammation des annexes de l'utérus et neuf affections du cœur. C'est probablement une statistique d'hôpital, mais elle n'en a pas moins une portée réelle.

Le docteur Maury, de Mortagne, a publié (Paris, 1869) cinq observations de vomissements incoercibles de la grossesse, guéris par la cautérisation du col utérin avec l'azotate d'argent ou des acides.

L'enclavement de l'utérus engagé dans la concavité du sacrum est une cause des vomissements incoercibles des femmes enceintes ; dans ce cas, le dégagement mécanique de l'organe fait immédiatement cesser les accidents (René Briau).

Les altérations des vésicules closes du corps thyroïde sont si fréquentes, qu'on doit prendre en considération cette opinion de M. Poincaré, professeur à l'École de médecine de Nancy, que la seule présence d'un liquide dans ces vésicules est un signe de dégénérescence ; d'après cet auteur, elles sont, chez le fœtus, complètement remplies de noyaux.

On rencontre souvent, dans les vésicules closes, une substance colloïde, qui finit, en augmentant de volume, par constituer de véritables kystes. Ce sont ces vésicules à contenu colloïde qui se développent démesurément dans le goitre vésiculaire ou glandulaire.

Tous les pathologistes saisissent les grandes similitudes qui se font remarquer entre les dégénérescences organiques des ovaires ou des testicules et celles du corps thyroïde, notamment entre les kystes thyroïdiens et les kystes ovériques. C'est par un instinct de ces rapports homologiques que Maunoir a donné le nom d'*hydôcocèle du cou* à ces kystes qui se développent le plus souvent sur la partie latérale gauche du corps thyroïde.

Chez les femmes affectées du goître exophthalmique, il y a toujours aménorrhée. On sait que cette maladie cachectique attaque plus de femmes que d'hommes. Quand l'occasion se présentera de faire l'autopsie d'un cas de cette espèce, on ferait bien d'examiner les ovaires avec soin. Il est certain que l'hydrothérapie contribue beaucoup au rétablissement des malades, particulièrement en contribuant d'une façon puissante au retour de la menstruation.

L'inflammation de la prostate rend cet organe plus dur, et diminue sensiblement son volume : je m'en suis plusieurs fois positivement assuré par le toucher rectal pratiqué à différentes époques, en sorte que je me range à l'opinion du docteur L.-Auguste Mercier, qui ne croit pas que l'hypertrophie de cette glande puisse être attribuée à la prostatite, malgré l'opinion commune. Ce qui pour moi confirme, singulièrement cette doctrine, ce sont les guérisons d'hypertrophies du corps thyroïde par un massage qu'on fait avec persévérance jusqu'à ce qu'on produise une thyroïdite, inflammation qui amène promptement une durable diminution du goitre. Les traités de massage renferment des observations de cure radicale par ce moyen trop peu employé.

Le cancroïde est la forme la plus fréquente du cancer de la langue, qui débute à la surface de la muqueuse, et du cancer du pénis, qui débute souvent par le gland.

CHAPITRE XVII.

Polarité pathologique.

L'homologie étant une fois établie entre deux organes, on peut trouver entre ceux-ci des rapports
pathologiques au point de vue des lésions physi-
ques, vitales ou organiques qu'ils peuvent présenter,
et même sous le rapport des effets électifs des poi-
sons et des médicaments. On voit donc quelle immense portée offre l'homologie, même pour les praticiens.

Les localisations des maladies constitutionnelles
et des diathèses donnent souvent lieu à d'intéressantes remarques touchant la symétrie, la triple dualité
de l'organisme et surtout la dualité polaire. Il y a
souvent une disposition véritablement homologique
dans les manifestations cutanées des fièvres éruptives
et des éruptions propres aux diverses maladies constitutionnelles.

D'après M. le Dr Bazin, les herpétides présentent
une symétrie remarquable dans leur développement.
En effet, elles existent le plus ordinairement dans des
régions qui se correspondent : par exemple l'eczéma
dartreux occupe à la fois les deux joues, les deux parties latérales du cou, la face interne des deux cuisses,

le pli du coude de chaque membre, etc. C'est un caractère qui distingue l'*herpétis* des éruptions arthritiques, qui sont insymétriques dans la plupart des
cas. Cependant cette différence n'est pas absolue. La
distribution symétrique des éruptions s'observe dans
certaines arthritides généralisées ; et dans ces cas
rares, la disposition symétrique et secondaire est due
à l'apparition des placards arthritiques successifs et
non simultanés. Il·semble donc que les faits pathologiques eux-mêmes accusent toujours une certaine
tendance vers la symétrie. La symétrie de l'arthristie
n'est formelle que temporairement. En général, l'in-
symétrie n'est jamais absolue ; j'ose proclamer la loi
fondamentale de la science universelle : *tout est dans
la symétrie et la symétrie est dans tout.*

Les hémilègues et les paraplègues sont des preuves de dualité. L'ictère en fournit quelquefois l'in-
dice. Margagne cite (*Apist.* II, art. 14), d'après Lan-
zani, un cas de paralysie affectant le côté droit dans
lequel il survint un ictère du même côté et d'une
manière si exacte qu'il était borné exactement à la
ligne médiane, *de telle sorte que le côté droit du
nez était ictérique, tandis que le gauche conservait
la couleur normale.* »

On a vu des glossites dans lesquelles l'inflammation était bornée à une moitié de la langue.

L'inflammation des parois internes des artères laisse
des traces visibles et fournit des manifestations évidentes de la polarité pathologique. Bizot, dans les
Mémoires de la Société d'observation, t. I, p. 262, en
traitant des affections athéromateuses des artères,
après avoir énuméré beaucoup de cas se présentant

d'une manière symétrique au côté droit et au côté gauche, dit que, dans les artères radiales et péronéales, les plaques et les ossifications paraissent en même temps.

Le Dr William Budd (*Symétrie de maladie, in transactions médico-chirurgicales*, 25e vol.), et M. James Paget, M. R. C. S. (*Relation entre la symétrie et les maladies du corps*, idem, même volume), présentent tant d'exemples de maladies affectant les deux côtés du corps et les extrémités des deux pôles, que, suivant l'opinion du Dr Burd (*op. citat.*, p. 102) : « Puisque ce fait est commun à un si grand nombre de maladies et à des maladies qui varient tellement dans l'aspect des lésions, dans la nature des tissus envahis et dans beaucoup d'autres rapports importants, ce doit être nécessairement un fait d'un ordre élevé et qui mérite à juste titre d'être considéré comme une loi. » A la page suivante, le même dit encore : « La concordance de difformités provenant de maladies dans les parties correspondantes des membres supérieurs et des inférieurs, donne une sanction curieuse et indéniable à ces vues spéculatives d'analogies organiques qui depuis longtemps occupent l'attention d'une certaine classe d'anatomistes. »

Burt. G. Wilder a composé un mémoire intitulé : *Polarité pathologique ou ce qui a été appelé symétrie dans la maladie* » (1), est curieux mais

---

(1) *Pathological polarity, or what has been called symmetry in disease*, By Burt. G. Wilder, S. B., M. D. (*Read befare the Boliston medical society*. Yon. 20 th., 1886, and communicated for the *Boston medical and chirurgical journal*). *In the Boston medical and surgical journal*, vol. LXXIV thursday, April S., 1886. N° 10, p. 189 à 198.)

plus spéculatif que démonstratif (1).

Le système nerveux offre de frappants exemples de polarité pathologique. Plusieurs sujets de *tabes*

(1) L'homologie trouve des preuves dans tout ce qui touche à l'étude de l'homme. En voici quelques exemples singuliers. On connaît un certain nombre de faits dans lesquels l'enfant ressemble par une moitié de son être à son père, et par l'autre à sa mère ; de curieux cas de ce genre d'hérédité ont été rapportés par le Dr Sibley dans *The clinic*, 4 oct. 1873, et résumées dans le *Lyon médical* du 9 novembre 1873. Ce médecin cite l'exemple d'une jeune fille de Somersetshire, dont la chevelure présentait une différence de nuance très remarquable : le cuir chevelu était divisé en deux parties égales : la moitié droite avait des cheveux presque noirs et sur la moitié gauche, les cheveux étaient d'un jaune rougeâtre. Avec l'âge, les cheveux noirs devinrent d'un noir de jais, exactement comme ceux du père ; tandis que, de l'autre côté, ils prirent une forte couleur rouge-carotte, précisément comme ceux de sa mère. Sur tout le reste de la surface cutanée, les poils offraient de chaque côté du corps la même différence de coloration.

Le docteur Sibley relate aussi le fait de l'enfant d'un père blanc et d'une mère négresse, lequel avait toute la moitié droite du corps blanche comme son père, et toute la moitié gauche noire comme sa mère. Sur la moitié droite de la tête, les cheveux étaient bruns et longs comme les cheveux du père, et sur la moitié gauche, ils étaient noirs et laineux comme ceux de la mère.

Dans un troisième cas, un nègre épousa une blanche : il résulta de ce mariage deux fils et trois filles : tous étaient mulâtres, excepté le fils aîné qui était aussi le premier-né. Celui-ci ressemblait à sa mère par toute la moitié supérieure du corps jusqu'à l'ombilic ; les cheveux étaient bruns, brillants, la peau fine, les traits beaux et arrondis, la complexion sanguine ; la moitié inférieure, au contraire, était exactement comme chez le père, complètement noire et les poils présentaient le caractère laineux particulier au nègre.

dorsalis m'ont accusé une sensation de *fer chaud* à la terminaison de la moelle épinière, et une sensation de contusion au cervelet. Après les excès de coït et les pollutions morbides, on éprouve une douleur pressive à l'occiput.

On sait quelles sont les réactions du pôle génital sur le pôle céphalique. Les désirs vénériens causent promptement la sécheresse de la bouche et de la cornée. L'hémorrhagie du cervelet et celle du bulbe rachidien déterminent l'érection. On connaît les effets produits sur les organes génitaux par la strangulation, la décapitation, etc.

Burt. G. Wilder a remarqué lui même (*op. citat.*), que, lorsqu'un courant d'eau chaude est dirigé sur la région occipitale, on ressent à la chute des reins une sensation distincte de fourmillement. (Voyez aussi Romberg, *Maladies du système nerveux*, t. I, p. 286.)

Romberg établit, en outre, que le priaspisme soit souvent une affection de la partie cervicale de l'axe spinal, et que les spasmes respiratoires peuvent être amenés par l'irritation des nerfs utérins.

La convulsion infantile appelée particulièrement *contraction*, *corps-pédale* (Romberg, *op. citat.*, t. I, p. 329), parce qu'elle affecte à la fois les pieds, les mains, est pour ainsi dire un corollaire pathologique des mouvements simultanés de tous les membres chez le jeune enfant, lorsqu'il essaie de remuer l'un de ceux-ci.

Le Dr Budd, dit (*op. cit.*, p. 134) : « Les exemples de maladies symétriques se présentent le plus souvent dans les affections organiques. » Le même auteur décrit et représente des cas de *lèpre ordinaire*, dans lesquels l'éruption avait lieu seulement sur les coudes et les genoux. William, et tous les dermatologues, parlent de psoriasis affectant la paume des mains et la plante des pieds. On observe une symétrie évidente dans beaucoup d'affections syphilitiques (1).

Paget, dans sa *Pathologie chirurgicale* (t. II, p. 245), fait mention de certaines maladies affectant simultanément le devant du fémur et le derrière de l'humérus, le genou et le coude, le devant du tibia et le derrière du cubitus.

Nous terminerons notre excursion sur le domaine de la pathologie par un essai de tableau des maladies analogues qu'on observe sur les organes homologues :

Hémorraghie bucale.	Entérorrhagie.
Œsophagite.	Entérite.
Retrécissement inflammatoire, organique, etc., de l'œsophage.	Retrécissement inflammatoire, organique, etc., de l'intestin, du rectum.
Ulcérations et perforations de l'œsophage.	Ulcérations et perforations intestinales.
Cancer de l'œsophage.	Cancer de l'intestin.
Hémorrhagie de l'œsophage.	Entérorrhagie.
Gastrite.	Typhlite.
Gastrorrhagie.	Mélama.
Gastralgie.	Entéralgie ou colique.
Ulcère simple et perforation de l'estomac.	Ulcération et perforation de l'appendice iléo-cœcal (2).

(1) J'observe en ce moment un syphilitique qui a été atteint simultanément d'une tuméfaction considérable des genoux et des coudes.

(2) Existe-t-il un ulcère simple de l'intestin, comparable à l'ulcère simple de l'estomac ? Certaines observations portent à l'admettre comme affection pouvant se développer spontanément, quoique les ulcérations intestinales soient le plus sou-

Cancer de l'estomac. — Cancer de l'intestin.

Abcès splénique. — Abcès du foie.

Hypérémie splénique. — Congestion du foie.

Hypertrophie splénique. — Hypertrophie du foie.

Régénérescence amyloïde de la rate (1). — Régénérescence amyloïde du foie.

Pleurésie. — Péritonite.

Congestion pulmonaire. — Congestion rénale.

Hémoptysie. — Hémorrhagie rénale.

Pneumonie lobulaire. — Néphrite parenchymateuse.

Hydrotorax. — Hydropisie du rein.

Catarrhe pulmonaire. — Pyélite.

Cancer de poumon. — Cancer du rein.

Phthisie pulmonaire (2). — Tuberculose rénale.

Trachéite. — Cyotite et uréthrite.

Laryngite. — Urétrite et prostatite.

Polypes fibreux (fibromes ou fibro adénomes) du larynx. — Corps fibreux de l'utérus.

Polypes muqueux (myxomes) du larynx. — Polypes muqueux, cellulo-vasculaires ou utéro-folliculaires.

vent symptomatiques de la fièvre thyphoïde, du cancer, de la tubercolose, etc., ou qu'elles soient dues, comme cela arrive le plus souvent pour l'appendice iléo-cœcal, à des corps étrangers.

(1) Cette lésion coïncide presque toujours avec une altération de même nature dans le foie ; elle s'observe aussi dans les mêmes circonstances, c'est-à-dire dans la scrofule, la syphilis, le rachitisme et l'empoisonnement chronique par le mercure.

(2) Les différentes formes de phthisie pulmonaire peuvent être accompagnées de tubercules dans le rein, mais cette lésion n'est alors que secondaire et ne se révèle qu'à l'autopsie. Quand la tuberculisation frappe sur la sphère génito-urinaire, l'affection du rein acquiert une plus grande importance ; elle coïncide avec les tubercules du testicule, de la prostate et des vésicules séminales. Dans ce cas on trouve dans les reins des masses tuberculeuses et de véritables cavernes. Les urines sont quelquefois sanguinolentes. La tuberculisation du poumon est alors consécutive.

Thyroïdite.	Ovarite et orchite.
Kystes du corps thyroïde.	Kystes de l'ovaire et du testicule.
Cancer du pénis.	Cancer de la langue.
Glossite.	Balanite.
Sialorrhée (1).	Hypersécrétion des glandes vulgo-vaginales, abcès de la glande de Bartholin, des grandes lèvres, etc.

(1) Ce tableau peut donner l'idée de dresser le parallèle des affections analogues qui attaquent les organes homologues de l'appareil génital de chaque sexe : il serait une source féconde d'inductions pour les moyens thérapeutiques.

CHAPITRE XVII.

Polarité thérapeutique.

Ce chapitre pourrait être le plus long de cet ouvrage, puisque la thérapeutique est le but final de toutes les sciences médicales. Dans notre conviction même, les preuves les plus nombreuses et les plus décisives de toutes les comparaisons tirées de la triple dualité de l'organisme humain, se trouvent dans les effets pathogénétiques des substances médicamenteuses ou toxiques. Cependant nous n'attirerons l'attention que sur un petit nombre de substances, car nous sommes ici sur un terrain brûlant, où, pour le moment, nous ne voulons irriter aucune de nos écoles dissidentes qui se disputent encore sur les principes fondamentaux de l'art de guérir.

Voyez quelle analogie d'action a la cantharide sur les voies urinaires et les voies aériennes, où elle produit également des fausses membranes, et sur les séreuses thoraciques et abdominales, ce qui lui permet de produire d'incontestables effets curatifs sur la péritonite et la pleurésie.

Rien n'est plus connu que l'action élective de l'iode sur le corps thyroïde, dont il guérit l'hypertrophie, vulgairement appelée goître, et sur les ovaires, dont il a guéri plusieurs fois les kystes.

Comme médicament agissant sur la vessie et la trachée, sur les reins et les poumons, on peut citer la sville, un des plus puissants diurétiques, qui jouit en même temps d'une action expectorante incontestable.

Les balsamiques, l'eau de goudron et surtout la thérébentine réussissent particulièrement dans la bronchorrhée mucoso-purulente des vieillards, dans diverses variétés de catarrhes pulmonaires chroniques; mais la térébenthine agit aussi sur les reins, dans le catarrhe de vessie, et Trousseau l'a conseillée avec avantage dans la chilurie (urines grasses ou laiteuses).

On connaît l'action du cubèbe sur l'urèthre dans la blennorrhagie, et ses effets sur la trachée ont attiré l'attention des médecins. Il est à remarquer que la plupart des remèdes de la blennorrhagie ont été employés avec succès dans le croup, certaines angines ou d'autres maladies des voies aériennes.

En général, les agents qui ont une action marquée comme anaphrodisiaques sont en même temps sédatifs des voies aériennes, exemple : le bromure de potassium.

Le brome a une action élective toute particulière sur le voile du palais, le pharynx, le larynx, etc. Elle a été démontrée par les travaux de Semblke, Gloue, Kusmann, etc. D'après les expériences du Dr Huette (*Bullet. de thérap. du Midi*, 1850, p. 50), le bromure de potassium, pris intérieurement à haute dose, amène une insensibilité profonde de toute cette région, laquelle persiste pendant toute la durée du traitement. On sait que le même ayant déterminé une sorte d'anesthésie de l'appareil génito-urinaire, il résulte de ces faits que le même agent sert à produire l'anesthésie du pharinx ou celle de l'urèthre, pour faciliter le laryngoscopie ou le catéthérisme.

Ces faits ne peuvent être niés par aucun médecin. Quant je traiterai ailleurs la même question, je puiserai, dans les pathogénésies de l'école homœopathique, des milliers de preuves, non mises en lumière jusqu'à présent, de cette grande loi si utile.

Tout médicament agit d'une façon analogue sur les organes homologues du pôle crânien et du pôle coccygien, du côté droit et du côté gauche, de la face dorsale et de la face ventrale.

Mais en agissant cependant sur un côté du corps plus que sur les autres, le côté le plus fortement modifié par un médicament n'est pas toujours celui par lequel il commence son action. Le même remède actionnera d'abord tantôt un pôle, tantôt l'autre. Ainsi, chez une femme affectée à l'utérus et au larynx, organes homologues, une dose de *sepia* ira tantôt soulager le larynx quand on voudrait guérir la matrice, tantôt guérir la matrice quand on voudrait soulager le larynx.

CONCLUSION

Celui qui aura lu tout ce qui précède sera convaincu, nous l'espérons, que si l'étude de l'anatomie homologique satisfait l'esprit en l'initiant à la philosophie de la science, elle rend service à l'art en conduisant à bien des applications pratiques. La connaissance des analogies révèle des interprétations anatomiques et physiologiques empreintes de la plus vive réalité. Cette étude est indispensable pour établir sur des bases solides l'histoire complète d'un appareil et d'une fonction. On déduit, au point de vue pathologique, et même pour les divers modes de traitement , des rapprochements exacts et utiles entre les organes dont on a constaté les rapports.

Armée de la méthode rigoureuse dont nous avons donné les règles, elle permet de faire certains rapprochements inattendus qui ont le plus haut intérêt. Enfin, comme tout se lie dans les faits bien observés, les divers symptômes et lésions par un agent toxique ou pharmaceutique trouvent dans les lois de la polarité de l'organisme des explications lumineuses.

Notre principal but est de concourir dans la mesure de nos forces, à la vulgarisation d'idées scientifiques élevées, justes, et qui sont le point de départ d'un grand progrès dans les études anatomiques. On ne peut se dissimuler que l'adoption des doctrines homologiques obligera tôt ou tard à refaire, sur un nouveau plan, plus méthodique, plus mnémotechnique et vraiment philosophique, tous les traités plus ou moins classiques d'anatomie. Tandis que l'histologie a marché et marche encore à pas de géant, l'anatomie descriptive pure est restée presque stationnaire. A part quelques détails de peu d'importance, la description des organes est aussi complète dans Bichat que dans les auteurs les plus modernes. La doctrine de Vicq-d'Azyr, éclaircie, complétée et appliquée avec précision, est appelée à renouveler cette science. Mais il ne faut pas se dissimuler que cette réforme ne s'opérera pas sans combat. Ses plus fâcheux adversaires sont ceux qui l'ont mal comprise et qui se sont fourvoyés en croyant, à tort, faire des découvertes dans le champ signalé par Vicq-d'Azyr. C'est le caractère de toute grande découverte de rencontrer en premier lieu l'indifférence des uns et l'opposition des autres, et d'être traitée d'abord de paradoxe ou de conception inutile, mais la vérité finit toujours par triompher et par imposer silence à ses détracteurs en les éclairant davantage.

Le génie de Vicq-d'Azyr sentit le premier la haute importance de la comparaison entre les diverses parties de chaque individu, pour en déduire toutes les analogies possibles. En 1774, ce profond anatomiste définissait ainsi l'anatomie homologique : « L'examen des rapports qu'ont entre elles les différentes parties d'un même individu. » Cette science, plus transcendante que l'anatomie comparée, fait recon-

naître dans chaque corps organisé ces deux caractères communs : la constance dans le type et la variété
dans les modifications. Condorcet exprime ce fait en
disant que : « la nature semble avoir formé les différentes espèces et leurs parties correspondantes sur
un seul plan, mais qu'elle sait varier ; comme aussi
elle dirige tous les corps célestes par une seule force,
dont l'effet, variant avec les distances, produit toutes
les apparences qu'ils nous présentent. »

L'influence générale et réelle des études homologiques sur les applications pratiques, date de M. le professeur Foltz, car il faut distinguer l'époque de la
constitution d'une science de celle de son action. Une
étude peut être cultivée longtemps avant d'avoir
réagi sur d'autres connaissances. L'influence de l'astronomie sur la navigation, n'a pas été instantanée,
pas plus que celle de la chimie sur la médecine.

L'ordre même de l'évolution des idées indique suffisamment que l'anatomie homologique devait appa-
raître après bien d'autres travaux. De quoi s'occupe
celle-ci ? Des lois communes à la disposition de l'économie animale ; elle cherche à lier entre elles les
diverses parties qui constituent un être organisé, et à
trouver les rapports qui forment ce lien. C'est là une
généralisation vaste, élevée, qui dès lors ne pouvait
venir que la dernière. L'anatomie homologique exige
donc bien d'autres anatomies cultivées avant elle.
Généralisation définitive, elle suppose des généralisations plus limitées ; c'est ainsi que Kepler précéda
Newton, et que le système de ce dernier ne fut qu'une
généralisation dernière des lois moins vastes que le
premier avait formulées. C'est donc sur toutes les

autres anatomies que s'élève enfin une anatomie, en quelque sorte universelle, qui embrasse tous les problèmes de l'organisation dans l'immensité des êtres, dont elle réduit les parties à l'unité.

Chose remarquable, celui qui formula l'incomparable loi de *l'attraction universelle* eut l'intuition de l'homologie organique, appelée, de son côté, à donner la dernière formule de l'anatomie. « Newton, méditant un jour sur la simplicité et l'harmonie des lois qui régissent l'univers, frappé surtout des rapports et de l'uniformité des masses du système planétaire, abandonnait son âme aux sentiments d'une vive admiration ; lorsque , ramenant tout à coup ses pensées sur les animaux, sur ces êtres dont la merveilleuse organisation n'atteste pas moins, dans un autre genre, la grandeur et la suprême sagesse de la puissance créatrice, il s'écrie : « *Je n'en puis plus douter, les animaux sont soumis au même mode d'uniformité* (1) *!* »

Bien avant Newton, la science primitive avait entrevu la dualité polaire du corps humain. La religion égyptienne offre une preuve incontestable que les prêtres des bords du Nil en avaient conçu l'idée fondamentale. Sur les temples de la religion des pharaons, parmi les hiéroglyphes qui en couvrent les parois, on voit la déesse du ciel figurée par une femme dont le corps est semé d'astres (2). Or, cette figure a une position rigoureusement identique à celle qu'exige la démonstration de l'homologie bipolaire : elle est

(1) Geoffroy Saint-Hilaire, *loc. cit.*, p. 16.
(2) Voyez le *Panthéon égyptien* de Champollion.

dans la station quadrupède ; la tête est placée horizontalement entre les bras, et le coccyx est dans une position semblable entre les membres pelviens ; l'avant-bras est dans la supination, la main est dans l'extension, et la paume en est appuyée sur le sol de même que la plante du pied ; enfin la particularité la plus remarquable de cette position est que l'extrémité des doigts est tournée en arrière, le pouce étant en dehors et répondant par conséquent aux deux derniers orteils les plus externes du pied. De cette façon le membre thoracique tout entier est homologue du membre abdominal placé du même côté. Ainsi se trouve constituée la symétrie exigée par la comparaison.

On ne peut voir la mystérieuse figure tracée par les enfants de Mizraïm, sans penser que la sagesse égyptienne, que Moïse s'appropria, avait conçu la dualité polaire de l'économie. Aurait-il donc existé une science primitive qui possédait toutes les vérités essentielles, et l'idée mère de l'homologie, que les anatomistes modernes démontrent avec tant de peine, aurait-elle été une intuition des sages de la haute antiquité ? Serait-ce comme une parcelle brisée d'un grand palais détruit, mais dont nos contemporains auraient à restituer l'ensemble d'après les indices fournis par un débris d'architecture digne d'exciter l'admiration ?

On nous objectera peut-être, pour contester le profond savoir que nous attribuons aux peuples primitifs, que leurs travaux scientifiques ont été balayés par les tempêtes politiques qui ont bouleversé les premiers centres de civilisation, et qu'ils sont effacés de la mémoire des hommes. Cela devait être,

car les connaissances assyriennes et égyptiennes étant
intimement liées à l'idolâtrie, elles devaient périr avec
un culte qui finit toujours par conduire à l'athéisme.
A l'heure qu'il est, la science moderne nourrit le fer-
ment du matérialisme qui, si l'on ne l'extirpait bientôt, finirait par la faire tomber dans l'abandon. A quoi
bon cultiver la science si l'on n'aime l'humanité, et
comment serait-on capable d'aimer si l'on ne croit
qu'à la matière ?

Voyez ces superbes Pharaons, à qui Ammon, roi,
promettait un règne sans fin sur toutes les nations
courbées à leurs genoux, il n'en reste plus que des
momies. Leur peuple, cette race illustre entre toutes,
enrichie des dépouilles du monde, n'est plus repré-
sentée que par quelques coptes illettrés. A l'époque
où les orgueilleux égyptiens promettaient l'éternité
à leur puissance, la voix mystérieuse de Jéhovah se
fit entendre dans un buisson ardent au pâtre de Jethro.
De la luxuriante civilisation des bords du Nil, il ne reste
plus que des débris étudiés par un petit nombre de
savants, tandis que l'univers civilisé s'incline unani-
mement devant le Dieu qui daigna se révéler à Moïse.

Je crois être utile à la science en propageant les
théories exactes acquises à l'homologie et en réfutant
les systèmes erronés qui ont entravé la marche de
cette branche si importante de l'anatomie. Pour l'honneur de ma profession, je tiens aussi, avant de poser
la plume, à réagir contre le matérialisme qui envahit
la médecine. En méditant l'étude du corps de l'homme, ce chef-d'œuvre qui résume le monde, cette merveilleuse organisation, où tout a été prévu, coordonné
avec une sagesse et une intelligence infinies, qui peut

s'empêcher de s'écrier avec Gallien, qu'un livre d'ana·
tomie est le plus bel hymne qu'il ait été donné à
l'homme de chanter en l'honneur du Créateur. (*De
usu part.*, lib. III). Suivant l'expression de Bacon,
la religion étant l'aromate qui empêche la science de
se corrompre, ce n'est que chez les adorateurs du
Dieu que l'étude produit des résultats qui se conservent jusqu'à la postérité la plus éloignée. Comme
l'a dit un profond penseur dont l'esprit était des plus
indépendants : « Toutes les époques dans lesquelles
la foi règne sous une forme quelconque, sont bril-
lantes, grandes et fécondes pour les contemporains
et la prospérité ; en revanche, toutes les époques dans
lesquelles l'incrédulité, sous quelque forme que ce
soit, remporte une triste victoire, brillent peut-être
par quelques moments d'un éclat trompeur, mais
elles disparaissent aux yeux de la postérité, parce que
personne n'aime à se fatiguer à des études stériles. »
(Gœthe, *Divan*.)

Ecoutez cette sublime tradition conservée par les
Arabes :

Le roi Nemrod, ce puissant chasseur devant le
Seigneur, dont parle la Bible, ce grand fondateur de
villes, fit un jour comparaître devant lui ses trois
fils. Ayant fait apporter devant eux, par ses esclaves,
trois urnes scellées : l'une d'or, l'autre d'ambre, la
troisième d'argile, le roi dit au plus âgé de ses enfants de choisir parmi ces urnes celle qui lui paraissait contenir le trésor du plus grand prix. L'aîné
choisit le vase d'or sur lequel était écrit : *Empire* ;
et l'ayant ouvert, il le trouva plein de sang. Le second prit le vase d'ambre, sur lequel était écrit :

Gloire, il l'ouvrit et le trouva plein de la cendre des hommes qui avaient fait du bruit dans le monde. Le troisième prit le seul vase qui restait, celui d'argile, et le trouva vide ; mais au fond, le potier avait écrit un des noms de Dieu.

— Lequel de ces vases pèse le plus ? demanda Nemrod à sa cour. Les ambitieux et les conquérants répondirent que c'était le vase d'or ; les poètes et les courtisans répondirent que c'était le vase d'ambre ; mais les sages déclarèrent que c'était le vase vide, car une seule lettre du nom de Dieu pèse plus que le globe de la terre.

Applaudissons l'avis des sages. Les plus grandes choses ne sont grandes qu'en proportion de la divinité qu'elles contiennent. Quand le Distributeur suprême jugera nos intentions et nos œuvres, il ne glorifiera que son nom.

APPENDICE

AU CHAPITRE LA POLARITÉ PATHOLOGIQUE (1).

Je suis le premier en France à publier des recherches sur la polarité pathologique, question corréla-
tive de l'homologie des organes splanchniques ; mais
je tiens à faire connaître, avant mes propres travaux,
ceux qui ont été faits à l'étranger. Or, sur le sujet qui
m'occupe, je ne possède, à part des fragments de livres, qu'un travail spécial, imprimé en 1866 et intitulé : *Polarité pathologique, ou ce qui a été appelé
symétrie dans la maladie*, par Burt G. Wilder. Ce
mémoire est curieux, quoique plus spéculatif que
démonstratif. Je n'en connais qu'un seul exemplaire,
donné par l'auteur à M. le Dr Foltz. Je pense que
M. Burt G. Wilder est mort, car je lui écrivis, il y a
un an, pour qu'il m'indiquât le moyen d'acquérir
tous ses travaux sur l'anatomie homœologique. Ma
lettre était accompagnée de tout ce qui peut flatter

---

(1) Cet article est extrait de *l'Homœopathe des familles et des
médecins,* revue entièrement écrite par le Dr Peladan, 1875,
épuisée en librairie. Il sera intéressant de lire la monographie
de Burt, inconnue en Occident et le commentaire perpétuel
qu'y a ajouté le Dr Peladan, en double l'importance.

un auteur dont on veut répandre les idées. Je n'ai point reçu de réponse.

Je pense que mes confrères liront avec intérêt et profit cette étude originale sur un sujet si important. J'y ai mis quelque notes critiques ou rectificatives, signées de mes initiales A. P. et indiquées par des lettres, réservant pour mes articles ultérieurs les développements que m'ont fournis mes recherches et leurs nombreuses applications thérapeutiques. Les savants des Etats-Unis cultivent bien des idées fécondes qui sont susceptibles de fructifier sur le sol français. J'espère qu'on me saura gré d'avoir fait traverser l'Océan à la *polarité pathologique.*

POLARITÉ PATHOLOGIQUE

OU CE QUI A ÉTÉ APPELÉ SYMÉTRIE DANS LA MALADIE,

Par *BURT G. WILDER, S. B., M. D.,*

Lu devant la Société Médicale de Boylston, le 20 janvier 1866, et communiqué au *Journal médical et chirurgical de Boston.*

—

Par le terme *Polarité,* on doit entendre une loi d'anatomie philosophique qui n'a été que peu étudiée dans ce pays, et qui, sous le nom de symétrie, soit latérale, soit longitudinale (antéro-postérieure) (1),

(1) On a vu qu'il y a dans l'organisme humain une triple symétrie : la bilatérale, la bipolaire et la dorso-ventrale. Burt G. Wilder ne fait qu'indiquer cette dernière, qui est en ce moment l'objet des préoccupations particulières de M. Foltz, qui y trouve des lumières nouvelles pour l'étude de l'anatomie chirurgicale, comme il l'a montré notamment dans l'interpré-

définit une relation en quelque sorte mystérieuse et particulière entre les régions, les parties ou les organes qui sont situés sur les côtés opposés d'un plan médian, latéral ou longitudinal (1).

Cette relation peut prendre la forme d'une ressemblance tout à fait anatomique, avec peu ou point de différence dans la fonction, comme entre le côté droit et le côté gauche, ou bien elle peut être atténuée par une très grande différence de forme et une dissemblance encore plus grande de fonction, comme entre les régions antérieure et postérieure du corps vertébral. La première est généralement évidente et n'a réellement besoin d'aucune confirmation ; mais, dans le dernier cas, notre croyance dans des conclusions qui n'ont été atteintes qu'après de soigneuses compa-

tation des cas de dualité de l'artère humérale. Sous le nom de *symétrie antéro-postérieure*, Burt G. Wilder veut parler de la *symétrie bipolaire*. Il est essentiel de retenir cette observation. Mais comme ce qui est *antérieur* chez les quadrupèdes, qui ont l'avant-train et l'arrière-train, est *supérieur* chez l'homme, à cause de sa conformation par la station bipède et verticale, et comme ce qui est postérieur chez les animaux est inférieur chez l'homme, il vaut mieux, pour éviter toute confusion, choisir un terme qui convient à tous les zygomorphes, et désigner sous le nom de *symétrie dorso-ventrale* l'homœologie qui existe entre la face dorsale et la face ventrale, la face neurale et la face hœmale, lesquelles correspondent respectivement dans la vertèbre type, à l'arc neural, logeant les centres nerveux, et à l'arc hœmal logeant les centres sanguins (A. P.)

(1) Le plan médian dit *longitudinal* est celui qui sépare les côtés gauches et droit du corps ; celui dit *latéral* sépare le pôle cérébral du pôle génital. Le premier divise l'organisme dans sa longueur ; le second va d'un côté à l'autre (A. P.).

raisons entre les animaux plus simples, est maté-
riellement confirmée par les effets de certains changements morbides, qui, dans leur situation, leur
coïncidence ou leur ordre de succession, semblent se
conformer à la loi ci-dessus mentionnée.

De telles affections ont été appelées *sympathiques*,
et quelquefois *métastatiques*, et l'on a supposé qu'elles
dépendaient de quelque liaison nerveuse ou vasculaire entre les parties où elles se manifestent ; indu-
bitablement quelques-unes sont dues uniquement à
la proximité anatomique des parties ou organes, à
une relation de contiguïté ; d'autres sont dues à l'i-
dentité et à la continuité de tissu, et d'autres encore
à quelque connexion physiologique *de fonction*, ce
qui est justement appelé *sympathie*.

Mais il y a certaines affections qui, soit organiques,
soit fonctionnelles, ne peuvent s'expliquer qu'en admettant l'existence d'une autre relation qui n'est ni
de contiguïté, ni de continuité, ni nécessairement
d'association de fonction, mais qui implique un certain caractère d'homogénéité entre les parties correspondantes chez des animaux différents ; comme, par
exemple, entre le bras de l'homme, la nageoire du
phoque et l'aile de l'oiseau : c'est, comme il a été dit
ci-dessus, cette relation morphologique existant entre deux parties occupant des positions semblables,
et quelquefois, quoique cela ne soit en aucune façon
nécessaire, remplissant des fonctions semblables aux
extrémités ou aux côtés opposés du corps. Elle n'est
point comprise dans l'un ni l'autre des deux genres
d'homologie généralement reconnus, à savoir : l'homologie *spéciale*, entre les parties correspondantes

chez des animaux différents, et l'homologie *sériale* (*de série*), entre des parties qui sont dans une relation successive ou *sériale*, comme les corps ou les enchaînements *épineux* de deux vertèbres, ou les segments d'un ver ou d'un insecte ; cette dernière dépend réellement de ce que l'on peut presque appeler une continuité de tissu, et implique seulement une homologie générale ; mais il doit y avoir quelque chose de plus que ces deux espèces d'homologie, pour rendre compte d'une maladie attaquant au même moment ou d'une manière semblable des parties situées aux extrémités opposées d'un axe latéral, comme les deux mains, les deux genoux, les deux côtés du bassin *(Pelvis)* (1), et aussi, quoique moins fréquemment, attaquant les parties correspondantes dans les extrémités antérieures et postérieures, comme les coudes et les genoux, la partie postérieure du bras et le devant de la cuisse, la paume de la main et la plante du pied.

Pour cette relation morphologique, j'ai proposé le terme *polarité* ou *homologie polaire* (2), et cette polarité peut être latérale ou longitudinale, et peut-être aussi verticale (3).

(1) See Paget's Surgical Pathology. vol. I, p. 19.

(2) Memoir an Morphology and Teleology, p. 9 (Mémoirs Boston Society of natural History, vol. I, n° 1.)

(3) La *polarité latérale* est la *symétrie bilatérale* ; la *polarité longitudinale* est la *symétrie bipolaire* ; quant à la *polarité verticale*, que Burt G. Wilder a la timidité de signaler avec un *peut-être*, c'est la *symétrie dorso-ventrale*. Valentin, à l'occasion du système nerveux, signale la *symétrie perpendiculaire*, c'est-à-dire la *symétrie dorso-ventrale*, la *symétrie latérale*,

L'adjectif polaire et tous ses dérivés possibles se présentent constamment dans la *physio-phylosophie* d'Oken, mais après la section sur la cristallographie, où nécessairement le mot polarité est un terme bien compris. L'emploi général et en apparence mal défini qu'Oken fait de ce mot, relativement à la position, à la sphère d'activité et à la fonction de toute espèce d'animal, de plante et d'organe, nous oblige à conclure ceci : ou ses propres idées ne sont pas claires quant à la signification précise de ce mot, ou elles sont trop profondes pour être comprises par un entendement ordinaire.

En tous cas, il y a des passages où *polarité* et *symétrie* semblent avoir été employés comme synonymes, tandis qu'il y en a d'autres où leur signification est très différente. Les exemples du premier cas se trouvent dans les paragraphes 2093, 2100, 2103, 2114 ; et du second cas, dans les paragraphes 2107, 2119, 2752, 4-6-8, 2854, etc.

Je parlerai d'abord de la manière dont, dans le principe, ce sujet s'est présenté à mon esprit, ensuite de ce qui a été écrit là-dessus par d'autres ; puis je m'étendrai sur sur le caractère anatomique de la loi de polarité, et en dernier lieu, je parlerai des preuves pathologiques de son existence.

Pendant l'été de 1863, tandis que je m'efforçais de compléter les détails de la grande loi anatomique, alors appelée « symétrie antéro-postérieure », qui

qui répond à la *symétrie bilatérale,* et la *symétrie successive,* où l'anatomiste de Berne confond vaguement l'*homœologie sériale* et la *symétrie bipolaire.* On voit combien il est essentiel de bien définir les termes. (A. P.)

m'avait été suggérée par le professeur Jeffries Wyman,
et à laquelle la *physio-philosophie* d'Oken fait quelques allusions évidentes, il me vint à l'idée que quelque confirmation de cette idée anatomique pourrait
être tirée des phénomènes de pathologie, et cela plus
particulièrement en ce qui concerne la translation de
l'inflammation, la métastase si communément observée entre certains organes aux extrémités opposées
du corps, à savoir : les testes et les glandes parotides (1).

A la page 19 du mémoire ci-dessus mentionné se
trouve le passage suivant :

« La pathologie semble indiquer que les *testes* et
» les glandes parotides sont homologues longitudi-
» nalement ; car l'inflammation des premières est
» très portée à envahir les dernières, par suite de ce
» que l'on appelle métastase ; mais, dans ce cas, cela
» pourrait être une indication physiologique d'une
» relation morphologique, obscure d'ailleurs. De
» même aussi existent des relations entre les mala-
» dies et les remèdes du conduit génito-urinaire et
» du conduit respiratoire ; et ces deux cas, ainsi que
» l'irritation des narines correspondant avec la pré-
» sense de vers dans le rectum, sont semblables à ce

(1) La métastase des oreillons sur les bourses montre bien
un balancement pathologique entre les deux pôles ; mais il
faut savoir que les *testes* et les ovaires (*testes muliebres*) répondent au corps thyroïde, comme le prouve fort bien M. Foltz.
Quant aux glandes parotides, je me réserve de montrer qu'elles répondent aux glandes de Bartholin chez la femme et aux
glandes de Méry (vulgairement glandes de Cowper) chez
l'homme.

» qui arrive si souvent entre des parties qui sont
» latéralement homologues. »

Croyant que la pathologie serait considérée comme
un précieux auxiliaire pour les conclusions déjà ob-
tenues au moyen de l'anatomie seule, j'avais l'intention, à une époque future, d'examiner ce sujet plus à
fond ; mais, en avril 1864, je reçus, du docteur Nor-
ton Folsom, le manuscrit d'une thèse sur la symétrie anatomique, écrite pour sa prise de grade devant
le collège médical de Massachusetts, en 1863, dans
laquelle, après avoir récapitulé les idées généralement admises sur ce sujet par les étudiants (élèves)
du prof. Wyman, il renvoyait à l'article du Dr William Budd sur la « symétrie de maladie », dans le
vingt-cinquième volume des *Transactions médico-
chirurgicales*, où sont exposés des cas de maladies,
surtout ceux des artères et de la peau, affectant des
parties correspondantes des deux côtés du corps, et
même, en certaines circonstances, des parties des
bras et des jambes.

Dans le même volume est un article par M. James
Paget, M. R. C. S., sur la « Relation entre la symétrie et les maladies du corps », qui cependant ne
traite que des cas les plus communs, ceux, par exemple, d'une affection semblable aux côtés droit et gauche ; mais le même auteur, dans sa *Pathologie chirurgicale* (1), après s'être référé à son article précédent et à celui du Dr Budd, dit :

« Pour conclure, ces maladies symétriques, avec
» sièges d'élection, prouvent : 1° que dans une même

____

(1) Vol. I, p. 2.

» personne les seules parties d'un tissu quelconque
» qui soient identiques en composition sont ou peu-
» vent être celles qui occupent des positions symé-
» triques sur des côtés opposés du corps, et ensuite
» celles qui sont en homologie de série (1) ;

» 2° Que les portions du corps qui sont identiques
» ou presque identiques chez les individus diffé-
» rents, sont celles qui se trouvent dans les positions
» exactement correspondantes ;

» 3° Que même chez les sujets différents, les maté-
» riaux spécifiques morbides, desquels dépendent
» beaucoup de maladies de sang, sont de composition
» identique ».

Autant que je puis le savoir, ces deux auteurs distingués sont les seuls qui aient discuté ce sujet si in-

(1) Owen (Report tof Homologies on the vertebrate skeleton
te British Association for advancement of Science for 1846). —
Ce rapport des homologies sur le squelette vertébré adressé à
l'Association britanique pour l'avancement de la science, 1846,
ne distingue pas entre l'homologie sériale et la polaire, la première n'existant qu'entre les parties placées du même côté du
plan latéral ou longitudinal et la deuxième entre des parties
placées aux côtés opposés d'un tel plan (A).

(A) Oken a tort de confondre l'*homœologie bipolaire* et l'*homotypie sériale* ; mais Burt G. Wilder emploie des termes très
inexacts pour parler de ce qui est appelé par Oken *homotypie
sériale*, sorte d'analogie anatomique où l'on compare des parties qui se répètent dans l'axe du corps, comme les vertèbres ;
tandis que l'*homotypie transversale* compare les parties qui se
répètent dans les appendices qui se détachent des côtés du
corps, comme les côtes, les membres antérieurs et les postérieurs. Si l'on veut faire adopter l'anatomie homœologique, il
faudra fixer sa nomenclature et sa terminologie, lui donner
une langue bien faite et abandonner tous les synonymes im-
propres. (A. P.).

téressant ; mais ils ont présenté tant d'exemples de maladies affectant les deux côtés du corps et les extrémités supérieures et inférieures, que, dans l'opinion du Dr Budd (1), « puisque ce fait est commun à
» un si grand nombre de maladies et à des maladies
» qui varient tellement dans l'aspect des lésions,
» dans la nature des tissus envahis et sous beaucoup
» d'autres rapports importants, ce doit être nécessai-
» rement un fait d'un ordre élevé et qui mérite à juste
» titre d'être considéré comme une loi. »

A la page suivante, il dit : « La concordance de
» difformités provenant de maladies dans les parties
» correspondantes des membres supérieurs et infé-
» rieurs donne une sanction curieuse et indéniable à
» ces vues spéculatives d'analogies organiques, qui,
» depuis longtemps, occupent l'attention d'une cer-
» taine classe d'anatomistes. »

En cela, il fait sans doute allusion à Oken et à d'autres anatomistes de l'école appelée « Transcendentale » ; et pour ceux de nous qui croient qu'en dépit de nombreuses et presque inexcusables erreurs, de tels hommes méritent le nom d'anatomistes philosophes, et que, sous le langage en apparence vague et visionnaire de quelques uns d'entre eux, on peut discerner des suggestions à une philosophie réellement saine, il est doux de trouver des hommes pratiques et d'un sens parfait comme Budd et Paget, capables de voir dans les faits une confirmation des vues conçues par eux.

J'arrive maintenant au sujet propre de cet essai, à

(1) Op. cit., p. 102.

savoir les preuves pathologiques de l'existence de cette loi anatomique de polarité, examinant d'abord celles de forme externe et d'anatomie régionale, et puis tour à tour les systèmes, les organes et les viscères.

Pour comprendre comment une espèce de relation *symétrique*, ou, comme je préfère l'appeler, polaire, peut être affirmée de parties en apparence aussi dissemblables en formes et en fonctions que les extrémités antérieures et postérieures du corps vertébré (1), la tête et la queue, ou plus proprement le *Pelvis*, il faut d'abord apprécier la distinction essentielle entre les deux principes « Morphologie et Téléologie », qui ont été accidentellement employés dans cet écrit. Pour plus de développement à cet égard, je puis renvoyer à mon mémoire qui traite la question, et je me bornerai maintenant à dire que la Morphologie a trait à la structure ou au plan esssentiel d'un animal ou organe, abstraction faite de toute forme extérieure, laquelle se modifie selon les fonctions

(1) Comme preuve qu'une sorte de sincérité entre les deux régions antagonistiques dont nous nous occupons a été observée et par les sages et par les ignorants, je puis appeler l'attention, d'une part, sur la définition irlandaise d'un éléphant : « a big pig with a tail at both ends », « que c'est un gros cochon avec une queue à chaque bout », et d'autre part sur l'erreur de ce savant français, professeur d'obstétrique, qui, diagnostiquant la partie par laquelle un enfant se présentait, affirmait que c'était par la figure jusqu'à ce que le méconium qui était sur ses doigts lui prouvât son erreur ; et sans vouloir viser à faire un jeu de mots, je dirai que nous pouvons présenter ces deux cas comme des exemples valables en faveur de notre raisonnement *à priori* et *à posteriori*. (A. P.)

particulières que l'organe doit remplir, ce qui est sa Téléologie. Il semble donc que la Téléologie peut différer de la Morphologie comme l'esprit de la loi diffère de la lettre, comme l'expression d'une figure diffère des traits qui la composent, comme la partie pratique diffère de la partie technique ou théorique, comme le réel ou le virtuel diffère du nominal ou de l'ostensible ; en définitive, comme la chose peut différer du nom, le « *de facto* » du « *de jure.* »

Ayant vu maintenant que la Morphologie et la Téléologie sont deux idées bien différentes, et qu'on ne peut compter sur aucunes d'elles pour la détermination décisive de ce qui concerne l'autre, ayant vu également que la polarité en question est une relation strictement morphologique, nous sommes mieux préparés pour rechercher jusqu'à quel point et de quelle manière elle est confirmée par la Pathologie.

La Pathologie concerne les effets de la maladie, et la maladie consiste dans un degré perverti ou indûment augmenté ou diminué de l'action physiologique normale d'une partie ou d'un organe ; de sorte que, dans le court examen que le temps me permet de faire de ce sujet, il ne sera peut-être pas toujours facile de séparer les phénomènes purement pathologiques de ces faits anatomiques et physiologiques, desquels ils dépendent naturellement à un degré plus ou moins grand.

J'ai déjà parlé de la possibilité de confondre l'une avec l'autre les régions antérieure et postérieure du fœtus dans l'utérus, ou plutôt pendant le travail de l'enfantement ; l'erreur n'est guère possible après la naissance ; cependant l'application ancienne du terme

« *Labia* » aux plis externes du « *Pudendum* » de la femme, implique l'existence d'une ressemblance apparente ou téléologique avec les lèvres, ressemblance qui n'exclut point la différence dans la division des lignes d'ouverture, puisque, chez beaucoup de reptiles, l'orifice génital est horizontal (1) ; et la correspondance est justifiée par une position relative, l'un des guides les plus sûrs de l'homologie, car si nous énumérons les parties partant de la colonne vertébrale, en descendant (chez un quadrupède naturellement et non chez l'homme, dont la position verticale renverse la relation des parties), nous trouvons antérieurement le nez ou narines antérieures, la lèvre supérieure, la bouche, la langue et le menton ; et postérieurement, l'anus, le *perinœum*, l'orifice génital, le clitoris (ou pénis) et le *pubis*, recouvert de poils comme le menton.

La correspondance anatomique est aussi évidente que le sont les distinctions physiologiques ; et cependant nous n'avons pas le droit de refuser l'existence d'une relation au moins morphologique avec des parties plus nobles, à des organes qui, bien que situés entre le rectum et la vessie, et remplissant les plus viles fonctions de l'économie animale, fournis-

(1) La fente vulvaire est verticale chez la femme, mais les deux parois vaginales s'adossent d'avant en arrière, la colonne antérieure à la colonne postérieure, et non de droite à gauche. La disposition horizontale du vagin est donc symétrique à celle de la bouche. Aussi, pour introduire le spéculum bivalve de Cusco ou de Tylert-Smith, surtout s'il y a des valves larges, il faut avoir soin de le placer en travers et non en long. Avis à l'impéritie de quelques médecins (A. P.)

sent cependant les germes de ce qui deviendra un nouvel être, le nourrissent et le protègent, et en dernier lieu lui donnent naissance.

Tous les phénomènes de la conception et de l'enfantement sont des illustrations de cette loi : que ce n'est point le nom d'une chose, mais bien son utilité qui peut ennoblir ou avilir cette chose ; et le désir que l'enfantement fabuleux de Minerve sortant de la tête de Jupiter devienne le mode normal de l'enfantement humain, ne sera entretenu que par ceux qui refusent de reconnaître la distinction essentielle entre la Morphologie et la Téléologie, entre la chose selon son nom et la chose selon son utilité.

En étudiant les conditions morbides de ces parties, et, par le fait, de toutes les autres, il sera bon de ne pas perdre de vue l'observation suivante de M. Paget (1) : Il est évident que si une telle loi n'existe pas (cette symétrie ou polarité dans la maladie), alors il y a très peu de probabilité qu'une légère maladie quelconque se présente jamais coïncidemment sur deux parties exactement correspondantes du corps et conduisant exactement aux mêmes résultats pour les deux parties. Ceci étant le cas, un seul exemple de symétrie doit être de beaucoup plus de poids pour affirmer l'existence d'une telle loi que cent autres cas où il n'y aurait pas de symétrie pour l'infirmer. Cet argument est parfaitement correct et rappelle ce cas de Droit dans lequel une seule affirmation l'emporte sur une douzaine de négations. Un homme ayant été confronté avec un témoin qui jurait

(1) *Op. cit.*, p. 34.

qu'il l'avait vu voler une volaille, s'écriait, indigné : Je puis assurément présenter une douzaine de personnes qui jugeront qu'ils ne m'ont pas vu la voler. Mais la cour considéra cette dernière sorte de témoignage comme inadmissible.

Pour faire suite à l'observation de M. Paget, je renverrai aussi à la remarque faite par le Dr Budd dans la même intention (1), et à la page suivante, il dit : « Les exemples de maladie symétrique se présentent le plus souvent dans les affections chroniques. »

Mais outre ceci, il évident que la condition dans laquelle les manifestations polaires normales ou morphologiques de la maladie sont le moins modifiées par les agents externes, c'est celle du fœtus dans l'utérus ; et dans la dernière partie de cet écrit, je me bornerai principalement à des illustrations de polarité pathologique tirées des effets de maladies chroniques et constitutionnelles sur le nouveau-né et le jeune enfant ; et de plus, puisque la correspondance ou polarité entre les côtés droit et gauche (polarité laterale) est si généralement admise qu'elle n'a pas besoin d'être confirmée par la pathologie, je parlerai plus particulièrement de cas de maladies qui confirment, autant qu'on en peut juger, l'autre relation moins évidente d'homologie, la Polarité longitudinale (2).

(1) *Op. cit.*, p. 134.

(2) Il est essentiel de ne pas oublier que, par *symétrie longitudinale,* il faut toujours entendre la *symétrie bipolaire,* c'est-à-dire la relation symétrique existant entre le pôle crânien, au-dessus de l'ombilic, et le pôle génital, au-dessous de l'ombilic (A. P.)

Dans l'ouvrage de Whithead sur les maladies héré-
ditaires, qui traite presque exclusivement de la syphilis infantile, sous le titre de phénomènes externes,
sont spécialement décrites certaines maladies cutanées d'une nature roséoleuse et tuberculaire, qui attaquent, de préférence, la figure et les fesses, comme
c'est aussi le cas, pour les tumeurs gommeuses et
pour une affection qui ressemble au psoriasis.

Les cas fréquents de symptômes cutanés de maladies vénériennes sur les régions antérieures et postérieures du corps (1) sont quelquefois généralisés et
expliqués par supposition, en disant qu'ils se présentent le plus souvent aux orifices muqueux. Diday,
dit (2) : « Nous voyons les raisons de cette fréquence
dans la structure et les fonctions de cette partie. »
Mais je suis porté à croire que ces faits ne sont pas
des causes, mais des coïncidences associées avec la
loi générale de Polarité, qui, comme il a été dit déjà,
est plus souvent enfreinte qu'observée.

Le Dr Budd décrit et représente des cas de lèpre
ordinaire dans lesquels l'éruption avait lieu seulement sur les coudes et les genoux; et Willan parle
de psoriasis affectant la paume de la main et la plante
du pied.

D'un autre côté cependant les accidents plus communs de crevasses ou rhagades à des endroits où la
peau se plisse, comme sur les articulations, à l'angle
de la bouche, au *septum* du nez et au coin des yeux,

---

(1) La *région antérieure* est ici synonyme de *pôle crânien*,
et la *région postérieure* est synonyme de *pôle coccygien* (A. P.)

(2) P. 63 de son ouvrage sur la syphilis infantile.

et ceux de certaines plaques d'ulcération dans les jointures du corps, où elles peuvent commencer comme de simples intertrigos, sont des cas où le lieu de situation peut être regardé comme cause prépondérante.

Parmi les quatre sens appelés spéciaux, les organes de trois, la vue, l'ouïe et l'odorat, contiennent des prolongements réels du cerveau vers la surface et ne sont pas répétés postérieurement (1). Le quatrième, cependant, a pour organe la langue, et celle-ci, comme nous l'avons vu, répond au pénis ou clitoris, dont la sensibilité, aussi bien que le sens du goût, n'est qu'une exaltation particulière du sens du toucher, dont l'exercice dépend des nerfs ordinaires crânio-spinaux, et non point d'aucun prolongement spécial de l'axe nerveux.

Il y a un *frœnum linguœ* et un *frœnum preputii* ; mais l'un est à la partie inférieure, l'autre à la partie supérieure de l'organe (supposant l'homme dans une position horizontale avec le pénis dirigé en bas) ; ni l'un ni l'autre cependant ne se rencontrent assez constamment chez les vertébrés pour que nous puissions les considérer comme ayant une valeur parfaitement morphologique, et leur existence chez quelques mammifères est plutôt suggestive que confirmative.

Mais ce n'est point un accident que la sensualité soit

(1) L'existence d'yeux postérieurs chez certains vers (*Rhacobdella Fabricii* et *Amphiora Sabella*) ne contredit pas ceci, puisque les yeux des articulés ne sont pas plus morphologiquement si différents de l'intégument général que ceux des vertébrés.

l'affirmation de l'abus seul du goût (1), celui-ci comprenant la gourmandise et la lasciveté ; ni que les relations sociales et sexuelles soient exercées par les deux organes ci-dessus nommés, occupant des parties correspondantes aux extrémités opposées du corps. Le sujet ne demande pas plus de développement.

Il est bien connu que l'œil est susceptible d'ophthalmie gonorrhéïque, et sa membrane muqueuse semble être particulièrement disposée à recevoir le poison de la gonorrhée et à être excitée à l'action par lui. Il ne suit pas de là que nous devions essayer d'établir une homologie entre l'œil et aucun des organes primitivement affectés par cette maladie, ou que, échouant en cela, nous devions nier la relation polaire entre deux parties quelconques ; mais nous devons plutôt nous rappeler que l'œil est le sens-organe appartenant plus particulièrement à la tête, de même que l'oreille et le nez appartiennent au thorax et à l'abdomen respectivement, et qu'il peut, par conséquent, être considéré comme participant à la dépression générale des organes céphaliques causée par l'abus des fonctions sexuelles, ainsi que cela est indiqué par cette sécheresse particulière de la cornée dont on se plaint en pareil cas.

Passant maintenant au système nerveux, nous trouvons que, malgré la vaste prépondérance de l'extrémité céphalique de l'axe crânio-spinal, chez les vertébrés supérieurs à l'état adulte, cependant aux époques d'immaturité de ces mêmes vertébrés et dans

(1) Voyez la Physio-philosophie d'Oken. (*Physio-philosophy*, paragraphe 2331.)

l'état parfait des vertébrés inférieurs, il n'existe aucunement une telle opposition. Dans le goose-fish *(poisson-oie)*, il y a un ganglion postérieur distinct du cordon spinal. La cervelle est une arrière-croissance due à une cause téléologique.

Aucun de ceux qui ont ressenti à la chute des reins, la douleur atroce qui accompagne la plupart des maladies fébriles, ne mettra en question l'importance de la partie du myélon qui y est située ; c'est aussi à cette partie que se rapportent les sensations de soulagement plus ou moins distinctement ressenties, lors de la décharge du contenu des intestins, de la vessie, de l'utérus ou du testis.

Romberg (1) dit que l'hyperæsthésie des organes sexuels chez les femmes est habituellement due à une cause centrique, et qu'une partie principale du traitement consiste dans la contre-irritation appliquée à la chute des reins ; il ajoute, page 142, que dans l'hyperæsthésie du plexus hypogastrique, la partie lombaire du cordon est impliquée, comme l'indique la douleur à la chute des reins, de laquelle provient souvent l'attaque névralgique. Le même auteur (2) parle d'un antagonisme entre les parties supérieures et inférieures du cordon spinal, l'irritation des premières causant la flexion des membres et celle des secondes causant leur extension.

J'ai moi-même remarqué que lorsque, pendant l'opération du massage, le courant d'eau chaude était

(1) Maladies du système nerveux (*Diseases of the nervous system*), vol. I, p. 146.

(2) *Op. citat.*, vol. II, p. 52.

dirigé sur la région occipitale, il y avait une sensation distincte de fourmillement à la chute des reins (1).

En ce qui concerne les affections nerveuses des autres organes, Romberg établit, en outre (2), que le priapisme suit souvent une affection de la partie cervicale du cordon, et les spasmes respiratoires et ceux de l'œsophage peuvent être amenés par l'irritation des nerfs utérins.

L'irritation intestinale, surtout celle produite par les vers, excite souvent le prurit du nez. De même aussi la pierre dans la vessie amène l'irritation du *glans-penis* ; mais ceci est évidemment un cas de sympathie entre les parties d'un même système fonctionnel, et ressemble, sous ce rapport, à la sympathie de la glande mammaire avec un dérangement utérin, bien que l'on ne puisse pas, dans ce cas, découvrir d'autre relation directe qu'une relation nerveuse générale.

Dans la circulaire numéro 6 (*Surgeon-General's office*), du 10 mars 1864, sont décrits sept cas de paralysie réflexe pour cause traumatique ; à ceux-ci peut s'ajouter un cas intéressant qui m'a été rapporté par le Dr F.-J.-A. Adams, aux soins duquel il était confié, à Washington. De ces huit cas, cinq indiquent une relation sympathique entre le membre affecté et son homologue latéral ou longitudinal ; dans trois

(1) *Op. citat.*, vol. I, p. 286.

(2) Je désire dire ceci que, à la page 17 du mémoire déjà cité, j'ai exprimé trop précipitamment une opinion sur les parties homologues longitudinales de l'axe crânio-spinal. Je ne me sens capable de décider ce point. Je le laisse pour de nouvelles recherches. — (BURT.)

de ces cas, la jambe était atteinte et le bras du même côté était paralysé. Dans quatre cas, la jambe était frappée, et la paralysie affectait l'autre jambe, et dans deux de ces derniers cas, on remarquait que la paralysie du toucher et la douleur avaient frappé exactement la partie correspondante à l'endroit atteint quant à la position.

La convulsion particulière infantile appelée contraction cardo-pédale (1), parce qu'elle affecte tout à la fois les pieds et les mains, est, pour ainsi dire, un corollaire pathologique des mouvements simultanés de tous les membres chez les jeunes enfants lorsqu'ils essaient de remuer l'un de ceux-ci (2).

J'ai déjà parlé de la sympathie remarquable qui existe entre les *testes* et les glandes parotides, l'inflammation de ces dernières ayant une grande propension à envahir les premières ; elle attaque généralement l'organe placé du même côté, et même retourne des *testes* aux glandes, et *vice versâ*, oscillant ainsi deux ou trois fois entre les deux organes (3).

Les muscles n'ont pas, que je sache, fourni d'exemples pathologiques de polarité longitudinale, mais la

(1) Romberg, *op, cit.*, vol. I, p. 329.

(2) A certains égards, les femmes restent enfants toute leur vie. Leurs mouvements, par exemple, ne sont pas localisés comme dans le sexe viril et mettent en jeu une grande partie de l'organisme, au moins une de ses moitiés symétriques, sinon la totalité. Ainsi l'homme qui jette une pierre tient les pieds fixés au sol ; mais la femme qui fait le même exercice lève instinctivement en l'air la jambe du même côté que le bras en action. Cette remarque permet de discerner le sexe faible sous un déguisement masculin (A. P.)

(3) Watson's Practice, p. 775, *Cynanche parotidea.*

correspondance entre ceux des membres antérieurs et postérieurs est très étroite et se voit promptement, si l'on se contente de comparer, dans quelques cas, des groupes de muscles, au lieu d'essayer de trouver une homologie entre de simples muscles isolés (1).

L'étonnant phénomène du rhumatisme aigu ou chronique qui attaque diverses parties du corps sans aucune règle connue jusqu'à ce jour, sera peut-être, après une étude sérieuse, reconnu se conformer plus ou moins étroitement à la loi de polarité pathologique (2).

Quant à la charpente osseuse, la pathologie n'a en-

(1) Mémoire sur la morphologie et la téléologie (*Memoir on morphology and teleology*), p. 32.

(2) Les douleurs musculaires sont rarement symétriques à leur début, parce que la plupart des myalgies sont rhumatismales ou goutteuses, et que toutes les manifestations de l'arthritis, notamment les dermatoses, sont d'abord insymétriques ; mais, à mesure que la maladie poursuit sa marche, elle finit par envahir des parties symétriquement opposées au siège primitif, en passant soit d'un côté à l'autre, soit d'un pôle à l'autre, soit d'une face du corps à l'autre (il y a la face dorsale et la face ventrale). Les affections de la peau manifestent à la vue cette symétrie tardive. Pour les phénomènes subjectifs, il faut que le malade sache analyser et que le médecin sache observer. Sous l'influence d'un remède bien choisi, j'ai remarqué de promptes métastases de douleurs arthritiques qui, parfois, du jour au lendemain, quittaient leur siège primitif pour aller sur un point opposé. Ainsi une douleur peut passer du triceps brachial au triceps fémoral, du même côté du corps. Le changement peut se faire dans plusieurs autres conditions. Ces remarques, entièrement neuves, doivent éveiller l'attention des médecins et leur donner la clef des migrations en apparence si irrégulières des douleurs rhumatismales et goutteuses. (A. P.)

core fourni aucune ressource pour la solution de la question encore controversée, à savoir : quels sont les os de l'épaule et du pelvis qui se répètent l'un l'autre (l'épaule étant morphologiquement l'arcade viscérale des vertèbres occipitales) (1). La plupart des tentatives faites jusqu'à ce jour l'ont été avec la persuasion que les deux membres se répétaient dans la même direction, ce qui a conduit aux conceptions les plus extraordinaires sur l'homologie précise de ces os, de la part d'hommes d'ailleurs fort raisonnables. Il y a encore place pour le doute (2), mais je crois pleinement que, comme les membres eux-mêmes, les os du pelvis et de l'épaule (y compris peut-être l'arcade hyroïde), se répètent dans des directions opposées (3). Il a été fait mention de certains cas de maladie affectant le devant du fémur et le derrière de l'humérus, le genou et le coude, le devant du tibia et le derrière du cubitus (4).

Mais les exemples les plus satisfaisants, à beaucoup près, de polarité pathologique, tant latérale que longitudinale, surtout de la première, nous sont fournis par les artères qui, comme les nerfs, sont situés profondément et éloignés des agents extérieurs qui pour-

(1) Le mot *occipitales* n'est pas exact ici ; *cervicales* vaudrait mieux sans être rigoureusement précis. (A. P.)

(2) Il n'y a plus place pour le doute depuis les admirables travaux de M. Foltz : il est certain que les organes homœologues des deux pôles sont symétriques dans des directions opposées. (A. P.)

(3) Mémoire sur la morphologie et la téléologie, p. 18.

(4) Pathologie chirurgicale de Paget (*Surgical pathology*), vol II, p. 245.

raient empêcher les manifestations d'une loi aussi particulière que celle dont nous nous occupons ; mais, contrairement aux affections des nerfs, l'inflammation de leurs parois internes est décidément organique dans son caractère et laisse une trace visible de sa présence.

Bizot (1), en traitant des affections athéromateuses des artères, après avoir énuméré beaucoup de cas de dépôts se présentant d'une manière polaire au côté droit et au côté gauche, dit que, dans les artères radiales et péronéales, les plaques et les ossifications paraissent en même temps.

Mais les limites de mon temps et des circonstances ne m'ont pas permis de préparer un examen complet et achevé de la question, tel qu'il doit être fait avant que l'on puisse considérer le principe de polarité pathologique comme établi ; et je serai satisfait si les faits et les idées que j'ai présentés peuvent servir à indiquer à d'autres la direction dans laquelle ils pourront occuper avec fruit leurs pensées et leurs observations.

On ne saurait nier, cependant, que toute intéressante et instructive que soit la loi de polarité pathologique, c'est plutôt une loi de théorie que de pratique, et que bien qu'il puisse être quelquefois d'une importance pratique de la reconnaître, et bien que le médecin puisse penser qu'il est essentiel d'en avoir une idée pour comprendre beaucoup de faits qui se présentent à son observation, cependant, ceci étant fait, il aura intérêt à se préoccuper plus souvent des exceptions.

(1) *Mémoires de la Société d'observation*, vol. I, p. 262.

Peut-être n'y a-t-il pas de meilleur éclaircissement de ce qui a pu être induit des considérations précédentes, que ceci : c'est que la morphologie est étudiée en vue de la téléologie et non pas *vice versâ* ; c'est que les règles sont faites en vue des faits qu'elles embrassent. Si la morphologie, si les lois, si les principes étaient les vues finales de la création, nous rencontrerions certainement plus souvent des formes typiques s'en éloignant aussi peu que possible. L'archétype hypothétique du squelette, d'après Owen, se trouverait assurément dans quelque espèce, et il n'aurait pas fallu des années de recherches et d'études minutieuses pour prouver son existence.

Il en est de même pour les groupes d'animaux. C'est seulement par des comparaisons patientes et laborieuses de différentes espèces que nous obtenons une idée de la forme typique d'un groupe quelconque ; tandis que si la seule manifestation de cette forme typique avait été la fin et le but du Créateur, nous ne trouverions que des animaux plus simples, dans lesquels le type ou la morphologie se découvrirait promptement.

Tel, cependant, n'est pas le cas ; et les difficultés rencontrées par les anatomistes et zoologistes philosophes, dans leurs efforts pour se faire une idée claire du plan ou morphologie des animaux ou groupes d'animaux, peuvent nous laisser à entendre que l'étude de ceci n'est pas la seule étude à faire, et qu'elle ne devrait pas être poursuivie à l'exclusion de recherches plus simples, quoique non moins élevées, sur les fonctions qu'ils remplissent.

De même que les os sont faits pour le soutien des

muscles et pour le support des autres organes, et non pas afin qu'ils soient eux-mêmes recouverts et protégés par eux, de même les lois et les principes existent non pour eux-mêmes, mais en vue de faits particuliers qui sont groupés autour d'eux (1).

(1) On vient de lire en entier le mémoire de Burt G. Wilder : cet auteur timoré voit souvent le doute là ou l'on peut constater la certitude. J'ai voulu néanmoins donner en entier son travail. Il est toujours intéressant de voir les premiers pas d'une science. L'anatomiste américain soulève un grand nombre de faits curieux et d'idées ingénieuses, dont le développement serait long et dont il donne au moins un aperçu. De plus, en publiant un travail si ignoré en France et qu'il m'eût été facile d'exploiter à mon profit, car peu d'anatomistes eussent reconnu le plagiat, je suis bien aise de donner un exemple de probité scientifique. Dieu veuille que les savants traitent mes recherches avec la même loyauté. (A. P.)

Avril 1875.

(*L'Homœopathe des Familles et des Médecins*. Numéros 3 et 4, Mars-Avril.)

TABLE.

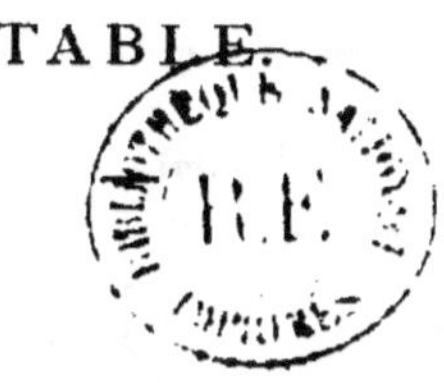

	Pages
Introduction bio-bibliographique, par Joséphin Peladan	V
Avant-propos	I
Chap. I. — Généralités.	5
II. — Méthode comparative homologique	13
III. — Dualité antéro-postérieure	25
IV. — Dualité polaire du squelette	31
V. — Dualité polaire du système musculaire	35
VI. — Dualité polaire des systèmes vasculaires	39
VII. — Dualité polaire du système nerveux	41
VIII. — Homologie des membres pelviens et thoraciques de l'homme, d'après la théorie du pouce binaire et homologue des deux derniers orteils	43
IX. — Réfutation de l'hypothèse sur la torsion de l'humérus	55
X. — Généralités sur la dualité des organes splanchniques	65
XI. — Preuves anatomiques et histologiques de la dualité polaire des organes de l'appareil digestif	75
XII. — Preuves physiologiques de la dualité polaire des organes de l'appareil digestif	79
XIII. — Preuves anatomiques et histologiques de l'appareil génito-urinaire et de l'appareil respiratoire	83

Pages

Ch. XIV. — Comparaison de l'appareil génital dans les deux sexes................................... 91

XV. — Preuves physiologiques de la dualité polaire des organes génito-urinaires et respiratoires. 95

XVI. — Preuves pathologiques de la polarité des organes génito-urinaires et respiratoires.. 103

XVII. — Polarité pathologique....................... 111

XVIII. — Polarité thérapeutique. 119

Conclusion 123

Appendice à la *Polarité pathologique,* mémoire de Burt, traduit pour la première fois, et commenté......... 131

FIN.

ERRATUM.

—

Page 40, ligne 14, supprimer le mot : *porte*.

Nimes, imprimerie Clavel et Chastanier, rue Pradier, 12

9 782329 299846